Matteo Bassetti
con Martina Maltagliati

Una lezione da non dimenticare

Cronaca della battaglia
per sconfiggere il Covid-19,
senza panico né catastrofismo

CAIRO

A cura di Michele Turazzi per Pastrengo Agenzia Letteraria

ISBN 978-88-309-0137-7
Prima edizione: ottobre 2020
Terza edizione: novembre 2020

Sommario

Prefazione
Il futuro anteriore della memoria

Ne parleremo per giorni, settimane, mesi, anni. Ne parleremo per decenni, questa è la verità. Studieremo cosa è accaduto, come è accaduto, ascolteremo storie di eroismi e di codardia, investigazioni, reportage, scopriremo verità nascoste e illuminanti storie di dedizione. Ci racconteremo dei tanti, troppi familiari deceduti, di amici, nonni, perfetti sconosciuti a cui sono state strette le mani da altri sconosciuti che li hanno accuditi come se fossero tutta la loro famiglia. Ascolteremo e ci tramanderemo racconti strazianti di dolore, di gioie ritrovate, di speranze perdute. Racconteremo delle centinaia di medici e infermieri morti mentre svolgevano il loro dovere, già, il loro dovere, come se avessero dovuto farlo per forza. Lo avevano scelto molto tempo prima, di dedicare la vita a chi soffre, a chi è in pericolo, lo avevano scelto nel silenzio di tutto e tutti. E hanno fatto il loro lavoro con le spalle dritte, mentre gli venivano tolti tutti gli strumenti per farlo. Ho sbagliato, non è il loro lavoro: è la loro passione che li consuma. Passione che non conosce orario, che non conosce impresa impossibile pur di salvare una vita. Ci racconteremo di come è stata dura in prima linea, e molti probabilmente non lo racconteranno, perché porteranno cicatrici che non li lasceranno mai in pace, a chiedersi se potevano fare ancora qualcosa in più.

Abbiamo il dovere di narrare quanto è accaduto, fissarlo nella nostra memoria per poi consegnarlo a chi verrà dopo, i giorni del dolore, della paura, della forza di reagire. La storia di medici, infermieri, operatori sanitari che si sono stretti uno di fianco all'altro e hanno resistito all'onda d'urto di un nemico invisibile eppure potente. Di come i camici bianchi sono diventati un simbolo di uomini e donne che si sono caricate sulle spalle tutta la nazione, per salvarla. Abbiamo tante domande, troppi interrogativi, ma abbiamo bisogno della parola per commemorare chi non è più tra di noi.

Conservare la loro memoria è il nostro impegno per i decenni a venire. E per quelli ancora successivi. E si comincia da questo libro. Eppure è difficile ricostruire quanto è successo, per due ordini di motivi: il trascorrere dei giorni, o forse semplicemente il fluire dei giorni, ci allontana dalla nostra memoria e tutto diventa confuso, flebile; ma soprattutto ricordare, creare memoria, significa porsi di fronte a noi stessi, come persone e come istituzioni. I giorni del lockdown sono dolorosi, perché, nella mente, vedremo immagini di operatori sanitari senza neanche una tuta protettiva. Dovrebbe essere normale averne, ma così non è stato. Ricorderemo che mancavano le mascherine, dovrebbe essere normale averne, almeno negli ospedali, ma così non è stato. Ricordare ci pone davanti a un dilemma, molto doloroso: da una parte la memoria si aggrapperà ai giorni del coraggio a mani nude davanti al nemico invisibile, dall'altra dovrà affrontare la tragica realtà che avevamo solo le mani nude. Non c'erano camici, mascherine, guanti, anche se dovevano esserci. La memoria dovrà cozzare contro l'inevitabile verità che non si era pronti, siamo stati coraggiosi, ma non eravamo pronti, e si interrogherà sulle responsabilità.

Questa è la difficoltà che come società civile, come comunità, oggi incontriamo. Il tempo scorre e, anche involontariamente, vogliamo dissociarci dal trauma vissuto, perché «la vita va avanti», il tempo scorre e confonde responsabilità e responsabili, il tempo scorre e, a guardarsi indietro, bisogna necessariamente interrogarsi su come mai i nostri medici, i nostri infermieri, gli operatori del 118 non avessero, in molti se non troppi momenti, il minimo necessario per lavorare, per andare a salvare la vita di chi era in pericolo. L'esercizio della memoria è esercizio della coscienza critica che, interrogandosi, si (ri)trova a scoprirsi impreparata ad accettare che sia andata com'è andata, perché in fin dei conti potevamo fare molto meglio. Certo, girandoci intorno, abbiamo visto e vediamo come in fin dei conti tutti erano impreparati, tutti si erano illusi di poter affrontare una pandemia e farcela senza troppi danni, nessuno si è salvato.

E la memoria deve essere laica. Ricordare che ogni qualvolta si parli di sanità, salute, qualcun altro parla di denaro, solo che in questo caso ci sono di mezzo vite, affetti, relazioni familiari e sociali. E d'improvviso, anche nel comune sentire, lo sguardo meravigliato di tutti che si domandano perché le nazioni più avanzate non dispieghino tutta la loro forza economica laddove è più importante, nel salvaguardare e curare la vita degli esseri umani. Qui la memoria trova il suo punto di rottura, perché ricordare significa affrontare semplici verità, che però bisogna avere il coraggio di enunciare ad alta voce, altrimenti giocheremo con le parole anche per i giorni a venire.

La pandemia ci ha messo di fronte alla necessità dello studio, della scienza, della ricerca, degli investimenti. Ci ha sbattuto in faccia che per salvare una vita umana non servono le chiacchiere o le opinioni, non servono elucubrazioni, ipotesi, ma anni di sacrificio e di studio, non curano il macchiettismo e la velleità del superficiale. La memoria, memore a se stessa, non è solo sofferenza e responsabilità, ma primaria necessità di lasciar andare il ridicolo quotidiano del dibattito e della confusione e, come se fosse un microscopio, ci porta alla straordinaria scoperta dell'essenziale, probabilmente dell'ovvio: salvare una vita umana non è un costo ma una risorsa. Salviamo un mondo di relazioni, di affetti e sentimenti, di sapere e conoscenze. La memoria quindi non è esercizio del passato, ma visione del futuro, che ci aiuta a preservare il noi come comunità.

Sen. Prof. Pierpaolo Sileri
Viceministro della Salute

UNA LEZIONE
DA NON DIMENTICARE

A mio padre, nella speranza che da lassù
sia orgoglioso di come ho seguito il suo esempio;
a mia madre per tutti gli insegnamenti
che mi ha trasmesso;
a Chiara, Dante e Francesco, che mi hanno amato
di più quando ne ho avuto maggior bisogno.

«Non leggete, come fanno i bambini, per divertirvi,
o, come gli ambiziosi, per istruirvi.
Leggete per vivere.»

GUSTAVE FLAUBERT

1

Solo un medico

Il camice bianco

Un padiglione circolare vista mare sulle colline di Genova, nel quartiere di San Martino. Pavimento verde lucido che riflette la luce dei neon bianchi. Fuori dall'ascensore, al piano meno uno, sulla sinistra, una porta blu come tutte le altre. Dentro, una stanza arredata come se fosse un'abitazione, ha il calore di una casa. Libri, barche, il grifone rossoblu del Genoa. Un tomo di mille pagine firmato Dante Bassetti è infilato nel primo scaffale, in bella vista all'ingresso, la pesante eredità di un padre che ha scritto la storia della terapia antibiotica e dell'infettivologia italiana.

Dietro la scrivania, una parete affollata di ricordi personali racconta in pochi metri la mia vita densa. Tra l'attestato della Yale University, il diploma di laurea, di specializzazione, di dottore di ricerca e il crocifisso, sono incorniciati i due più grandi orgogli. Una dedica del piccolo Dante, tra i cuori: «Il mio rapporto con te papà è come il diamante. *Indistruttibile*». Dante, che del nonno ha preso il nome e la genialità. E la dedica di suo fratello Francesco, appesa subito sopra, piena di cuori rossi: «Papà, tu sei la mia anima». Entrambi i miei figli sognano il camice bianco.

È la mia stanza, quella del direttore della clinica Malattie Infettive dell'ospedale Policlinico San Martino di Genova, il luogo dove ho sempre sognato di essere quello che sono oggi, il luogo dove lavoro e dove trascorro la gran parte del mio tempo. Soprattutto negli ultimi mesi, quando sono diventato uno dei capitani dell'emergenza Coronavirus 2020: il primo paziente ligure affetto dal Covid-19 è sbarcato proprio nel mio reparto, alla fine di febbraio. Da quel momento la mia vita, quella del mio *Dream Team* e dei tanti ricoverati – una triste conta che è ormai arrivata a superare i seicento nel mio padiglione e i milletrecento in tutto l'ospedale –, è rimasta sospesa nel tempo.

Qualche parola su di me

Sono il professor Matteo Bassetti, ma tutti mi chiamano Matteo. L'emergenza ha spazzato via tutti i convenevoli.

Alcune infermiere dell'ospedale e la storica segretaria Enrica mi conoscono da quando ero un ragazzino e improvvisavo visite a mio padre, ma alla fine passavo più tempo con loro che con lui. Mio padre Dante era un luminare dell'infettivologia. È stato lui a tirare su, insieme ad alcuni colleghi, praticamente dal nulla il padiglione Malattie Infettive del San Martino, quello dove adesso mi trovo io.

Con questo ingombrante passato, ho dovuto conquistarmi rispetto e credibilità attraverso il duro lavoro. Ho costruito la mia carriera passo dopo passo, fino allo scoppio della Grande Guerra con il nemico invisibile, lo scorso febbraio.

Sono nato cinquant'anni fa, a Genova. Quando frequentavo l'asilo delle Suore della Neve, a Sestri Ponente, rispondevo «il dottore» a chiunque mi chiedesse che lavoro volevo fare da grande. Oltre che per l'esempio di mio padre, forse questo sogno dipendeva da ciò che ho vissuto nella mia infanzia: sono stato un bambino curato con la penicillina, per le complicanze polmonari di un morbillo preso in forma grave. In casa giravano siringhe per curare la mia polmonite. E a me sembrava meraviglioso poterci giocare, iniettare una bevanda dolciastra rosso sangue nei bambolotti di pezza di mia sorella Claudia. Di quel periodo, ricordo soprattutto mia madre Giuliana, una chioccia che ci accudiva non facendoci mancare mai niente. È stato grazie a lei e al suo sostegno se mio papà è riuscito a diventare il luminare che è stato.

Dopo il liceo classico e un primo anno di Medicina frequentato a Sassari, sono tornato a Genova e ho cominciato a interessarmi di cardiochirurgia. Ho capito ben presto però che sarei dovuto rimanere in panchina per anni prima di giocare una partita da titolare in quel campo: la chirurgia ti porta a un percorso formativo più lungo che per qualsiasi altro medico, un'attesa inconciliabile con la mia inclinazione al «tutto e subito». Volevo delle responsabilità, bruciare le tappe, mettere il camice, curare.

Al quinto anno di università, nel 1994, ho chiesto la tesi al professor Giorgio Gatti, un Ronaldo nel campo della farmacologia applicata alle malattie infettive. Stare accanto a chi vede avanti illumina anche la tua strada. È arrivato così il momento di una scelta che avevo con tutto me stesso tentato di non percorrere, ma che a quel punto mi appariva come obbligata.

Ero il figlio del direttore della clinica Malattie Infettive. Un medico e un uomo conosciuto e stimato ben oltre i confini della città. E che cosa mi sono messo in testa di fare? Calcare la sua stessa strada, una strada non migliorabile. Era un progetto ambizioso o folle. Ci voleva coraggio. Un coraggio che, sommato alla passione, era poco più della paura.

E così mi sono buttato anima e corpo nella mia specializzazione in Malattie Infettive, all'Università di Genova. Era il 1999 quando ho ottenuto una borsa di studio alla Yale University. Senza pensarci due volte, mi sono trasferito a New Haven. Connecticut, Stati Uniti. Lì, lontano dai preconcetti, sono diventato uomo. Ho imparato a stirare, a lavare, a cucinare, a essere indipendente e a parlare inglese. L'ambiente internazionale mi ha allontanato dagli orpelli inutili e ha lasciato spazio ai miei obiettivi professionali.

Via via che studiavo, gli esempi verso cui tendere diventavano tanti, non più l'unico e gigantesco metro di paragone costituito da mio padre. I professionisti eccellenti nel mondo erano centinaia e io, a poco a poco, mi convincevo che potevo arrivare a essere uno di loro. A Yale ho conosciuto e lavorato con mostri sacri delle malattie infettive americane e mondiali: Vincent Andriole, Vinny Quagliarello e l'italoamericano Giacomo Basadonna, un uomo che realizzava centocinquanta trapianti di fegato *all'anno*. È diventato il mio «zio d'America».

Ma mio padre, per quanto fosse un uomo ruvido, non amava sapermi lontano. Per sua volontà, l'anno dopo è arrivato il mio biglietto di ritorno per Genova. Padre direttore, figlio che lavorava con lui, ma si è fatto le ossa all'estero. Ho incontrato mia moglie Chiara, segni distintivi: bellissima. Sono stati anni d'oro, la vita era clemente e generosa. Mentre concludevo il dottorato, mi sentivo invincibile.

Ma dietro quella favola c'era una pagina nera: il referto medico di mio padre, che per la prima volta da medico diventava paziente. Il verdetto era: tumore della prostata metastatico. In un anno è morto.

Due sono state le tragedie. Quello che si è portato via. E quello che ha lasciato. Da un giorno all'altro, ho visto su di me tutto ciò che non avevo visto prima. Gli amici sono diventati nemici e i nemici sono rimasti tali. Da Bassetti sono diventato «Bassettino». O ancora peggio: «Quel raccomandato del figlio di Bassetti». Dovevo guadagnarmi il rispetto di tutti, quello che Dante riceveva in esclusiva, lo stesso rispetto che in tanti avevano solo finto di mostrare nel tentativo di celare frustrazioni e invidie. Adesso che ero rimasto solo, su di me potevano vomitare tutto ciò che avevano covato e trattenuto per anni. Ma a poco a poco sono riuscito a vedere le cose nel giusto modo: ciò che gli altri pensavano rimaneva un problema loro, non certo mio, che, nella distrazione generale, avanzavo.

Continuavo a lavorare, a «fare il dottore e fare ricerca»: scrivevo articoli scientifici sulle più prestigiose riviste del mondo e intrattenevo rapporti con l'ambiente infettivologico internazionale. Chiedevo anche la possibilità di far avanzare la mia carriera a Genova, ma le porte per me restavano sempre tutte chiuse. Nel 2011 mi hanno però contattato da Udine, dove mi volevano come primario. Con due figli ancora piccoli (Dante era nato nel 2005 e Francesco nel 2008) e con la casa ultimata da poco. Non ci ho pensato due volte: dalla sera alla mattina ero in macchina. Con me, a firmare il contratto, è venuta anche mia moglie, per nulla convinta riguardo a quel cambio di vita improvviso. Se fossi stato capace di non avere ambizioni, tutto sarebbe stato più facile. Ma lei, quel 1° giugno all'altare, sapeva a chi aveva detto «sì». E alla fine è stata proprio Chiara, insieme a mia madre, a darmi il coraggio di accettare il posto in Friuli: dovevo ricominciare.

Udine e Genova distano seicento chilometri. Li ho macinati in auto ogni weekend per un anno, era la strada per tornare a casa. Più che la macchina, mi stancava soprattutto avere tutto quel tempo libero per pensare. Alla lunga, la distanza rischiava di incrinare il rapporto con mia moglie. E lei ha deciso con amore di trasferirsi in Friuli con tutta la famiglia.

Quando lei e i bambini sono arrivati, i miei colleghi all'ospedale hanno smesso di considerarmi un pendolare: ero finalmente diventato uno di loro. Ci siamo adattati alla nuova vita perfettamente. Sono stati otto anni magici e indimenticabili. Ho costituito un gruppo di lavoro fantastico, composto di giovani medici entusiasti; ho ottenuto la docenza e il tanto agognato titolo di professore universitario; ho ripristinato la scuola di specializzazione in Malattie Infettive all'Università di Udine – che ho diretto per quattro anni –; ho creato la rete infettivologica della regione Friuli-Venezia Giulia; ho pubblicato centinaia di articoli scientifici su riviste internazionali top (le *peer-reviewed*) nell'ambito della terapia antinfettiva e di altri aspetti della patologia infettiva.

Nel frattempo il mio legame spirituale e professionale con Genova si manteneva forte, in particolare con Claudio Viscoli, altro mostro sacro dell'infettivologia mondiale. Secondo i miei detrattori, il mio trasferimento a Udine doveva essere una resa e invece è stato il mio trampolino per prepararmi a tornare a casa, nel mio ospedale e nella mia università. A Genova. Più forte che mai.

Il giuramento d'Ippocrate, pronunciato dal dottor Matteo Bassetti il 10 ottobre 1995, nell'aula magna della facoltà di Medicina dell'Università degli Studi di Genova, è un impegno morale oltre che professionale. Il nome si rifà al greco Ippocrate (460 a.C. – 377 a.C.), considerato il padre della medicina.

Consapevole dell'importanza e della solennità dell'atto che compio e dell'impegno che assumo, giuro:

- di esercitare la medicina in autonomia di giudizio e responsabilità di comportamento contrastando ogni indebito condizionamento che limiti la libertà e l'indipendenza della professione;
- di perseguire la difesa della vita, la tutela della salute fisica e psichica, il trattamento del dolore e il sollievo dalla sofferenza nel rispetto della dignità e libertà della persona cui con costante impegno scientifico, culturale e sociale ispirerò ogni mio atto professionale;
- di curare ogni paziente con scrupolo e impegno, senza discriminazione alcuna, promuovendo l'eliminazione di ogni forma di diseguaglianza nella tutela della salute;
- di non compiere mai atti finalizzati a provocare la morte;
- di non intraprendere né insistere in procedure diagnostiche e interventi terapeutici clinicamente inappropriati ed eticamente non proporzionati, senza mai abbandonare la cura del malato;
- di perseguire con la persona assistita una relazione di cura fondata sulla fiducia e sul rispetto dei

valori e dei diritti di ciascuno e su un'informazione, preliminare al consenso, comprensibile e completa;

- di attenermi ai principi morali di umanità e solidarietà nonché a quelli civili di rispetto dell'autonomia della persona;
- di mettere le mie conoscenze a disposizione del progresso della medicina, fondato sul rigore etico e scientifico della ricerca, i cui fini sono la tutela della salute e della vita;
- di affidare la mia reputazione professionale alle mie competenze e al rispetto delle regole deontologiche e di evitare, anche al di fuori dell'esercizio professionale, ogni atto e comportamento che possano ledere il decoro e la dignità della professione;
- di ispirare la soluzione di ogni divergenza di opinioni al reciproco rispetto;
- di prestare soccorso nei casi d'urgenza e di mettermi a disposizione dell'Autorità competente, in caso di pubblica calamità;
- di rispettare il segreto professionale e di tutelare la riservatezza su tutto ciò che mi è confidato, che osservo o che ho osservato, inteso o intuito nella mia professione o in ragione del mio stato o ufficio;
- di prestare, in scienza e coscienza, la mia opera, con diligenza, perizia e prudenza e secondo equità, osservando le norme deontologiche che regolano l'esercizio della professione.

2

Una minaccia che (non) ci riguarda

Wuhan, Cina

Partiamo da un paio di notizie curiose, passate distrattamente sotto gli occhi di tutti. La città cinese di Wuhan – probabile origine del focolaio mondiale di Covid-19 – è enorme, ha oltre sei milioni di abitanti. Più del doppio di Roma, per intenderci. Ma soprattutto ha ospitato persone provenienti da tutto il mondo per alcuni eventi internazionali proprio nei mesi in cui la malattia cominciava a diffondersi: dal settembre 2019 fino alla fine di dicembre, quando è scoppiata l'emergenza.

Tra tantissime strette di mano internazionali, Wuhan è stata teatro, per esempio, dei campionati mondiali di bridge. Sul sito ufficiale della Federazione Italiana Gioco Bridge si legge ancora «il più prestigioso evento del bridge mondiale si è svolto a Wuhan (Cina) dal 14 al 28 settembre 2019…».

Il virus può aver giocato lì la sua prima partita?

Carte, ambienti chiusi e passaggio di materiali di

mano in mano. Ottimi veicoli per la sua diffusione, in effetti. Allo stesso modo, quando è sbarcato in Italia, si è diffuso nei circoli veneti, tra una giocata a scopa e un bianchino. Quando ancora il pericolo sembrava tutto cinese, lontano, e nessuno immaginava di rischiare la vita al bar.

Ma torniamo a Wuhan, negli ultimi mesi del 2019.

Tra il 18 e il 27 ottobre si è celebrata anche la settima edizione dei CISM Military World Games, una vera e propria Olimpiade riservata agli sportivi che fanno parte dei corpi militari di tutto il mondo. Per l'occasione, diecimila atleti provenienti da centodieci Paesi si sono sfidati in ventotto sport diversi. Ovviamente, davanti a nutrite schiere di pubblico. Il presidente cinese Xi Jinping in persona ha presenziato alla cerimonia d'apertura.

Wuhan: competizioni ai massimi livelli. Assembramenti che il virus ha probabilmente sfruttato a suo vantaggio, aiutato dall'omertà con cui è stata fatta passare sotto silenzio la sua diffusione, agli albori dell'epidemia. Omertà: la storica amica dei più celebri crimini e una parola che dovrebbe essere cancellata dal vocabolario della medicina.

Ma c'è un giallo nel giallo. Perché le prime impronte del SARS-CoV-2 – questo il nome ufficiale del virus che causa la malattia Covid-19 – sembrano ripulite, come fa un assassino previdente sulla scena di un delitto. Chi aveva interesse a nascondere il corpo del reato?

Un interrogativo che non ha ancora una risposta. Non ci è dato sapere *quando* e *dove* è nato di preciso il SARS-CoV-2. Ma oggi certo si guarda a quelle grandi manifestazioni internazionali, che non hanno colpa, con una lente critica diversa. Il mondo nel frattempo è cambiato, ma sotto la coltre gelida della paura batte a velocità differenti una primavera prepotente.

Sulla genesi del SARS-CoV-2 il dibattito si fa infuocato: panificatori contro dietrologi. Tutti hanno diritto di critica e perfino alcuni scienziati sono stati contagiati dalle teorie complottiste. La realtà è che chi conosce la materia nutre più perplessità che certezze. Non si può dichiarare con sicurezza assoluta che la pandemia abbia avuto origine nel *wet market* di Wuhan – l'enorme mercato dove vengono venduti carne, pesce e animali vivi –, teoria che ha cominciato a diffondersi fin dall'inizio dell'emergenza. Ma non si può, allo stato attuale, neppure affermare il contrario, nonostante ci sia chi sostiene che il virus abbia avuto origine dalla biologia sintetica, che sia «saltato fuori» da un laboratorio di Wuhan.

A costo di diventare protagonisti delle satire tv, ci vuole cautela. È necessario studiare le evoluzioni del virus nel tempo per provare a capire che cosa è accaduto. Ma bisogna farlo quando si potrà usare il passato remoto, quando l'epidemia sarà conclusa. Non si può improvvisare.

Una breve cronologia

Le date sono paletti imprescindibili del nostro viaggio. Spazio, tempo, tempo perso, rincorso e recuperato.

Secondo uno studio pubblicato su «The Lancet», già il 1° dicembre 2019 è stato ricoverato in un ospedale cinese il primo paziente Covid-positivo. Una situazione che è rimasta censurata al mondo per un intero mese. Era infatti il 31 dicembre quando l'OMS, l'Organizzazione Mondiale della Sanità, è stata informata del primo focolaio di malattia da parte delle autorità cinesi. Quello stesso giorno, la commissione municipale di Wuhan parlava di «malattia prevenibile e controllabile».

Perché si è aspettato così tanto?

Penso ai casi di storia recente. E non mi viene in mente niente di simile: la SARS del 2003, l'aviaria del 2004, la «suina» del 2009, l'ebola del 2014, la zika due anni dopo. L'anno scorso, nuovamente ebola, in Congo. Le regole sono sempre le stesse: la rapida, precisa e incensurata condivisione delle informazioni è un dovere morale e civile che non ha bandiera.

Non siamo stati avvertiti per tempo. Abbiamo dovuto correre quando invece potevamo camminare. E sembra che anche gli altri Paesi europei e mondiali che si sono scontrati con il virus dopo di noi non abbiano guardato alla nostra esperienza per farne tesoro. L'impressione generale è: «Potevamo farcela».

Il 13 gennaio è stato notificato in Thailandia il primo caso ufficiale di paziente colpito da Covid-19 al di fuori della Cina. Una donna che proveniva da Wuhan. Nei giorni successivi, il virus ha toccato altri undici Paesi. Il 23 gennaio è scattato il lockdown di Wuhan: milioni di persone sono state messe in quarantena. La prima volta nella storia che è stata presa una decisione di questo tipo. Ed è forse la prima volta che noi italiani ci siamo imbattuti in una parola che, purtroppo, avremmo a malincuore imparato a conoscere bene: lockdown.

In quei giorni, seguivo le notizie con attenzione. Ho guardato in faccia ciò che per molti era invisibile e mi sono detto: «Mettiamocela tutta per rendergli la vita impossibile». Ho passato in rassegna la clinica di Malattie Infettive dell'ospedale San Martino, valutando il nostro grado di preparazione.

In Liguria e in Italia gli ospedali sono attrezzati, molti reparti di malattie infettive sono di altissimo livello. Abbiamo a disposizione le cosiddette «stanze a pressione negativa», luoghi in cui i virus vengono «aspirati» e fatti uscire dalla camera stessa, permettendo agli operatori sanitari di lavorare in maggiore sicurezza. È come se ci fosse un gigantesco aspirapolvere che caccia via i virus. E mentre le notizie sul SARS-CoV-2 si rimpallavano tra televisioni e giornali, i laboratori di virologia lavoravano a pieno regime. Strutture all'avanguardia che hanno preparato i macchinari e le tecnologie per affrontare il virus e scovarlo nei tamponi e in altri liquidi biologici.

«Noi siamo pronti» ho detto ai miei collaboratori il 28 gennaio.

E la storia ha dimostrato che non mentivo.

Anche se ci è voluto un po' per capire che cosa sarebbe successo. A fine gennaio, il problema continuava a sembrare tutto cinese. Dall'Italia, lo guardavamo come si guardano le nubi nere di un temporale in lontananza. Poi però è arrivata quell'aria umida, quel vento freddo. E il temporale ce lo siamo ritrovati sopra la testa.

Due giorni dopo, il 30 gennaio, una coppia di turisti cinesi è stata ricoverata all'istituto Spallanzani di Roma e il governo italiano ha bloccato i voli provenienti dalla Cina. La settimana successiva, per la nave *Diamond Princess* è scattata la quarantena al largo della costa giapponese. Il 20 febbraio, all'ospedale di Codogno, grazie all'intuizione di un'anestesista, è stato identificato il cosiddetto «paziente uno» italiano: un trentottenne, atletico e in perfetta forma. Sono passate solo ventiquattro ore ed è arrivata la tragica notizia del primo decesso nel nostro Paese, un settantottenne residente in provincia di Padova. I primi due cluster si cominciavano così a definire: Codogno, in provincia di Lodi, e Vo' Euganeo, in provincia di Padova.

Ma il nemico invisibile aveva già scaldato il motore: molti altri focolai erano diffusi nell'intero Nord Italia, pronti a scatenarsi con tutta la loro aggressività. All'epoca nessuno l'ha intuito, ma ora sappiamo

CONFRONTO TRA COVID-19 E ALTRE MALATTIE

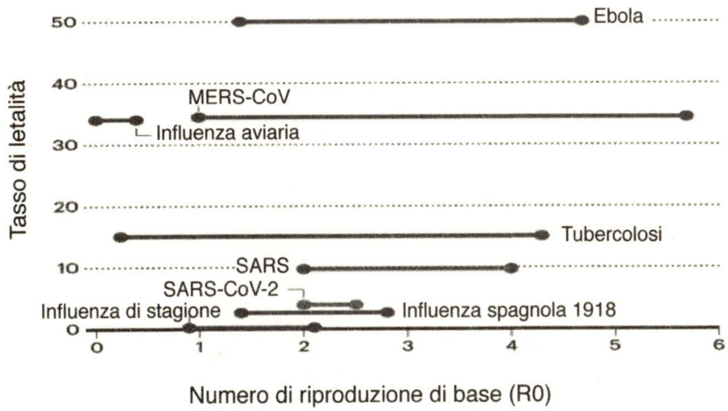

Le stime dicono che il SARS-CoV-2 ha un tasso di letalità minore rispetto ai coronavirus SARS e MERS-CoV, ma è più infettivo della tradizionale influenza di stagione.

Fonte: «Nature».

con certezza che il SARS-CoV-2 era arrivato nel nostro Paese ben prima di fine febbraio: erano settimane, se non mesi, che scorrazzava libero per le nostre città. Molto probabilmente via Germania e via Inghilterra.

I giorni immediatamente successivi a Codogno l'intero Paese è piombato nell'isteria, nel panico generalizzato. I giornalisti spesso cavalcavano l'onda della paura lanciando messaggi catastrofistici, i politici esibivano a distanza di poche ore opinioni contrastanti le une con le altre. E i cittadini, giustamente confusi, chiedevano risposte che nessuno poteva dare davvero.

Io cercavo di smorzare i toni. Sottolineavo una verità palese, ossia che i morti per influenza in Italia registrano ogni anno numeri drammatici e poco pubblicizzati. Spiegavo che il nuovo coronavirus somigliava più a un'aggressiva influenza che alla peste bubbonica. Le mie parole volevano essere acqua sul fuoco, non sciatteria. Sono stato molto criticato per queste dichiarazioni, ma in quel momento era ciò che andava fatto. Il capitano di una nave in avaria non può dire ai suoi passeggeri che moriranno tutti affogati, così come il medico non può terrorizzare i pazienti di fronte a una nuova malattia. Io la penso così.

È stato allora che ho maturato la consapevolezza che dovevo fare la mia parte. E non bastava lavorare ventiquattro ore al giorno in corsia. C'era bisogno di parlare alla popolazione, di portare il discorso scientifico all'attenzione di tutti. L'ignoranza, che nella migliore delle accezioni possibili è anche il «non sapere», può provocare più danni del virus stesso.

Per questo credo che tutti debbano sapere. Che cosa è successo e che cosa sarebbe potuto succedere. Quello che bisogna fare e quello che bisogna evitare. Che cosa potrà ancora accadere. Piccoli e grandi accorgimenti. A maggior ragione ora che torniamo, a piccoli passi, liberi.

Dalle indiscrezioni iniziali allo scoppio dell'epidemia in Italia: i primi tre mesi di Covid-19

1° dicembre 2019
Secondo uno studio retrospettivo pubblicato sulla rivista «The Lancet», il primo caso di Covid-19 confermato in laboratorio è un uomo di Wuhan i cui sintomi si sono manifestati il 1° dicembre 2019.

31 dicembre 2019
La Commissione Sanitaria Municipale di Wuhan rende nota l'esistenza di ventisette pazienti con polmonite virale e una precedente esposizione al mercato di Wuhan. L'OMS viene informata del primo focolaio.

7 gennaio 2020
Viene identificato un nuovo coronavirus nei pazienti di Wuhan.

13 gennaio 2020
Thailandia: primo caso di Covid-19 al di fuori della Cina.

23 gennaio 2020
Lockdown della città di Wuhan.

30 gennaio 2020
Primi due casi importati di Covid-19 in Italia: sono due turisti cinesi.

5 febbraio 2020
A bordo della nave da crociera *Diamond Princess*, at-

traccata al largo del Giappone, 175 persone sono malate di Covid-19. Scatta la quarantena per l'intera nave: alla fine saranno infettate quasi 700 persone.

20 febbraio 2020
Un uomo di trentott'anni viene trovato positivo al SARS-CoV-2 all'ospedale di Codogno (Lodi) e viene ricoverato in terapia intensiva.

21 febbraio 2020
In ventiquattro ore vengono rilevati 36 casi ufficiali in Italia, molti dei quali senza collegamenti diretti con il paziente di Codogno o con casi positivi precedentemente identificati. Primo decesso di Covid-19 in Italia: è un uomo di settantotto anni originario di Vo' Euganeo (Padova).

23 febbraio 2020
L'Italia diventa il terzo Paese al mondo per numero di casi dopo Cina e Corea del Sud. Viene istituita una «zona rossa» intorno a Codogno che isola undici aree municipali. È l'inizio dell'epidemia nel nostro Paese.

Fonte: Covidreference.it

3
Identikit di un nemico invisibile

Il mondo è dei microbi

Ogni virus ha uno storico. Una tracciabilità. Un'impronta digitale. È incapace di intendere, ma non di volere.

Come prima cosa, bisogna considerare una questione impopolare. Il mondo *è* dei microbi: dei virus, dei batteri, dei funghi, dei protozoi. Siamo noi, in realtà, i loro ospiti. È una convivenza difficile, soprattutto perché l'uomo, nel corso dei secoli, ha scombinato ecosistemi quasi perfetti. Così facendo, animali che prima vivevano isolati in mezzo alla foresta finiscono a condividere lo stesso habitat dell'uomo. Le città. Con questa promiscuità per i virus è molto più semplice fare il cosiddetto *spillover*, il salto di specie, arrivando ad attaccare l'uomo. Insomma, il povero pangolino – o altri animali selvatici di cui alcuni orientali vanno pazzi – era bene lasciarlo stare.

I virus non rischiano l'estinzione: vincono quando noi perdiamo. E sono più abili di noi, perché conoscono meglio l'ambiente in cui vivono, si riproducono tanto più velocemente (poche ore o, al massimo, giorni, contro i nostri nove mesi) e soprattutto sono molti, molti più di noi umani (parecchi *miliardi di miliardi* in più). La loro vita passa attraverso l'attacco delle nostre cellule.

Un identikit

Per l'opinione pubblica, il SARS-CoV-2 è rappresentato da una palla circondata dalla sua corona. Anche mio figlio Francesco ne ha disegnato uno: azzurro. Ma non è un principe. E sinceramente che lui ne ignori la brutalità mi rasserena un po'. L'iconografia del coronavirus proposta dai bambini nei loro disegni non è distante dalla verità scientifica, che però è ben più complessa.

Se dovessi fare un identikit, inizierei col dire che il SARS-CoV-2 fa parte della famiglia dei coronavirus, una vasta famiglia che causa malattie che vanno dal comune raffreddore alla sindrome respiratoria acuta grave.

È un organismo a base Rna. Significa che, all'interno, ogni virus ha un filamento Rna simile al nostro Dna: quello è il genoma, il suo stampo. Che si compone di 29.000 mattoncini, 29.000 lettere diverse che parlano di lui. Si traduce in catene di lettere dell'alfabeto colorate. Il fatto che sia un organismo a base

Rna non indica nulla di buono: muta e si moltiplica velocemente, oltre ad avere un'ottima adattabilità.

Si può immaginare la sua struttura come un cioccolatino ben incartato in un involucro proteico circondato da lipidi. Ognuno con la sua corona. Punte e aculei che, come picconi, servono al virus per ancorarsi alle proteine di un'altra cellula. Simili funzionalmente al velcro.

Il SARS-CoV-2 ha un temperamento dispotico e imprevedibile. Sappiamo che non gli piacciono rame e cartone, che sembra percepire come i materiali più inospitali. Sui quali mantiene comunque una carica virale: due ore sul primo, e cinque sul secondo. Ma il corpo umano è una dimora ben più confortevole. Almeno quanto la paglia per il coniglio.

Ed è proprio il nostro corpo il fattore determinante. Tutto dipende da come il corpo – che suo malgrado lo ospita – ne tollera la presenza. Anche se la mortalità cresce con l'età e con la compresenza di numerose patologie pregresse, non possiamo sapere in anticipo come il corpo di un essere umano reagirà al virus. Prima di tutto, dunque, bisogna impedirgli l'ingresso. Riscopriamo così, davanti a questo piccolo essere, che il valore più alto da tutelare siamo noi stessi e la nostra salute. E non c'è campana di vetro migliore della distanza interpersonale e di un'ottima igiene generale e, in particolare, di quella delle mani.

Sono in corso degli studi per determinare come, una volta introdotto nel nostro corpo, il SARS-CoV-2 si agganci alle cellule per replicarsi. Quando avremo compreso questo meccanismo, si potrà trovare un modo per inibirgli la presa. Immaginate la difficoltà di scalare una parete liscia e verticale ricoperta da una patina oleosa. Quell'olio è ciò che si sta cercando.

Come in tutte le avventure c'è poi un supereroe: è il vaccino. Che ha bisogno del tempo necessario per essere creato, sperimentato e diffuso. Che non può essere divisivo: il vaccino è il buono che salva il mondo dai cattivi. La ricerca sul vaccino è andata velocissima, come mai era successo in passato. L'umanità sarà positivamente sorpresa dalla forza e dai risultati della ricerca scientifica in questo campo.

Diffusione

Il SARS-CoV-2 è un virus respiratorio che si diffonde principalmente attraverso il contatto stretto con una persona malata. La via principale di infezione sono le secrezioni della bocca e del naso (i cosiddetti *droplet* di cui tanto abbiamo sentito parlare), quindi tramite la saliva, oppure tossendo e starnutendo. Ma si entra in contatto con il virus anche attraverso le mani, ad esempio toccando con dita contaminate (non ancora lavate dopo aver toccato una superficie contaminata) bocca, naso o occhi. In casi rari il contagio può avvenire attraverso la contaminazione fecale. Normalmente le malattie respiratorie non si trasmettono con

Malattia	Tasso di letalità (%)	R0
SARS-Cov-2	0.5-4	1.4-5.5
SARS-CoV	10	2-5
MERS-CoV	40	<1
AvianH7N9 (2013)	40	<1
H1N1 (2009)	0.03-1	1.2-1.6
H1N1 (1918)	3	1.4-3.8
Morbillo	0.3	12-18
Ebola	70	2.3
HIV	80	3.4
Varicella	17	5-7
Difterite	5-10	6-7
Parotite	0.01	4-7
Poliomielite	5-10	5-7
Rosolia	3-6	5-7
Pertosse	4	12-17

Jieliang Chen, «Pathogenicity and Transmissibility of 2019-nCoV. A Quick Overview and Comparison with other Emerging Viruses», «Microbes and Infection», 22/2, pp. 69-71, marzo 2020. Per gentile concessione di Melvin Sanicas.

gli alimenti, che comunque devono essere manipolati rispettando le buone pratiche igieniche ed evitando il contatto fra alimenti crudi e cotti.

Il nostro nemico è allenato. Passa di persona in persona con una rapidità preoccupante, tipica dei coronavirus. Il suo ceppo è potente perché molto probabilmente ha compiuto quel «salto di specie» a cui ho accennato prima, dall'animale a noi. Infatti, non era mai stato identificato prima di questa epidemia nell'uomo.

Il fatto che si propaghi con estrema velocità è forse ciò che più ci deve interessare. Abbiamo imparato tutti, in questi mesi, a conoscere R0, l'indicatore della sua capacità e velocità di contagio tra gli esseri umani. Nei momenti peggiori dell'epidemia in Italia ha toccato valori superiori a 4. Ovvero ogni persona affetta da Covid-19 ne infettava altre quattro. Un meccanismo simile allo sparapalle che si usa negli allenamenti di tennis: entra uno e ne escono cinque.

La sua contagiosità è esponenzialmente più alta dei coronavirus suoi cugini SARS e MERS-CoV, ma anche dei comuni virus influenzali. Questa è la sua vera peculiarità. Fortunatamente, questa contagiosità estrema è bilanciata da un tasso di letalità che non deve spaventare troppo.

Rispetto all'indice, entra in gioco il nostro modo di agire e di comportarci. Le precauzioni che riusciamo a prendere. Che cambiano di molto il risultato finale. L'obiettivo, fino al momento in cui arriverà il vaccino, è comune a tutti: la ripresa di una vita normale, seppur prestando attenzione a nuove regole.

Banale? Forse. Ma è come mettere il sale invece dello zucchero per realizzare una torta. Così sono le scelte quotidiane a diventare fondamentali, davanti alle quali non dobbiamo porci come attori passivi. Ci sono quelle dettate dal buon senso, che non bisogna attendere ci vengano spiegate nei proclami (non uscire di casa se si hanno sintomi influenzali, rispettare la distanza interpersonale ecc.). E ci sono le comunicazioni scientifiche, che nel rispetto della pluralità d'opinione stanno purtroppo contribuendo a creare molta confusione.

La verità è che bisognerebbe comportarsi normalmente, ma in uno stato di vigile reattività.

Attraversare la strada è potenzialmente pericoloso. Lo è meno se conosciamo che cosa indicano il rosso e il verde del semaforo o le strisce pedonali. Ma abbassiamo ancora la possibilità di essere investiti se, oltre ad attraversare sulle strisce con il semaforo verde, stiamo attenti anche alla sbadataggine degli automobilisti, guardando a destra e a sinistra se arriva qualcuno.

Così è con il virus.

Noi italiani, ad esempio, siamo i campioni mondiali della gestualità. Si stima che avviciniamo le mani al volto ventitré volte all'ora: prima che arrivi il vaccino, ognuno di noi deve prendere coscienza di ciò che può fare come individuo. Immaginiamoci, in questa guerra contro il virus, come tessere di un domino. Parte di un tutto. Azione-reazione-conseguenza.

Non sarà una formula farmaceutica miracolosa, ma è la più efficace delle verità.

Sintomi

I primi sintomi di Covid-19 si manifestano tendenzialmente da quattro a sei giorni dopo il contagio. Ma non sempre è così, i dati sono variabili. Questo periodo di incubazione – ossia il tempo che intercorre fra il contagio e lo sviluppo dei sintomi clinici – si stima che possa oscillare fra i due e i dieci giorni, fino a un massimo di quattordici giorni in rarissimi casi.

Quali sono questi sintomi?

Molto variabili. Il SARS-CoV-2 è un virus camaleontico. C'è chi non sviluppa nessun sintomo (gli asintomatici), chi ne sviluppa di lievi (i paucisintomatici), fino ad arrivare a quadri gravi o gravissimi. I sintomi più comuni sono: febbre, stanchezza e tosse secca. Alcuni pazienti possono presentare indolenzimento e dolori muscolari, congestione nasale, naso che cola, mal di gola, mal di testa o diarrea. Questi sintomi sono generalmente lievi e iniziano gradualmente. Nei casi più gravi, l'infezione può causare polmonite, sindrome respiratoria acuta grave, insufficienza renale e persino la morte. C'è poi un sintomo particolare, che abbiamo imparato a conoscere in questi mesi: la perdita del gusto e dell'odorato, come se il virus si impadronisse di noi e volesse tenere per sé i piaceri della buona tavola.

Una volta contratto il virus, solo il tampone negativo può dare sufficienti margini di sicurezza sul fatto di averlo sconfitto. A quel punto il paziente può tornare a condurre una vita normale, senza essere più un rischio per gli altri.

Il SARS-CoV-2 è un nemico pubblico ancora per molti versi misterioso. Ed è questa la sua vera forza.

Nel linguaggio comune, spesso coronavirus, SARS-CoV-2 e Covid-19 vengono utilizzati come sinonimi. Non è così.

I coronavirus (CoV) sono una famiglia di virus respiratori che possono causare malattie diverse, dal comune raffreddore a sindromi respiratorie come la MERS (*Middle East Respiratory Syndrome*) e la SARS (*Severe Acute Respiratory Syndrome*). Sono chiamati «coronavirus» per le punte a forma di corona presenti sulla loro superficie.

SARS-CoV-2 (*Severe Acute Respiratory Syndrome - Coronavirus - 2*) è il virus che sta causando l'attuale pandemia. Era stato precedentemente indicato provvisoriamente con 2019 nCoV. Come indica la denominazione, appartiene alla stessa famiglia della SARS, ma non è lo stesso virus.

Covid-19 (*Coronavirus Disease - 2019*) è il nome della malattia causata da SARS-CoV-2.

Fonte: Ministero della Salute e Istituto Superiore di Sanità.

4
L'avanzata del nemico

Muoversi in anticipo

Un muro bianco in cartongesso è il simbolo, nel mio reparto, dell'avanzata del nemico. Dalla Cina all'Italia, passando per la Germania. Fino al suo arrivo sui gradini che tutte le mattine salgo per entrare in ospedale.

Alla fine di gennaio, il rumore che il virus stava facendo in Oriente cominciava a percepirsi sempre più vicino. Come quando lanci un sasso in uno stagno: all'inizio le onde sono dei piccoli cerchi, poi però si propagano, diventano sempre più grandi.

Vedevo colpi di tosse, svenimenti, malati per le strade di Wuhan: erano riprese amatoriali, fatte con i cellulari, che si diffondevano via internet. Mentre a livello istituzionale tutto taceva, quei video ci avvisavano di quello che stava accadendo in Cina. E ci avvisavano di quello che, probabilmente, sarebbe successo da noi. Se i cioccolatini piemontesi, il basilico di Pra e il prosciutto di San Daniele arrivavano in settantadue ore sulle tavole di Pechino, il virus avrebbe potuto fare il viaggio inverso nello stesso tempo, sfruttando centinaia di veicoli: ogni essere umano ne rappresenta uno.

Per questo, alla fine di gennaio, una ventina di giorni prima che il «paziente uno» di Codogno certificasse la comparsa dell'emergenza SARS-CoV-2 in Italia, ho richiesto dei lavori strutturali di modifica del padiglione Malattie Infettive.

Mi hanno accontentato subito. Ecco che in pochi giorni è stato costruito un muro di cartongesso e un'entrata secondaria, che affacciava su uno dei viali dell'ospedale. Era una parete diversa da tutte le altre del padiglione: era grezza, non era dipinta di giallo e arancione. Seppur orrenda a vedersi, quel muro improvvisato era il perno della mia strategia di prevenzione.

Allora non c'era nessun ricovero per Covid-19, ma la mia idea era che quell'ingresso fosse riservato agli ammalati. In modo da non rischiare che entrassero in contatto con persone sane o con pazienti con altre patologie, contagiandoli. E preservando anche medici e infermieri.

Ma ero circondato da occhiate torve. In molti si scambiavano sguardi strani, con la bocca che pronunciava una smorfia all'ingiù. Sapevo che cosa significavano: «Ma ti sembra il caso di fare tutto questo casino?».

Io però non mi volevo trovare impreparato ad aver ragione. Mi sono mosso in anticipo di pochi millesimi, quelle frazioni di secondo che decretano la vittoria o la sconfitta nelle competizioni ad alta velocità. Quel muro bianco in cartongesso ha rappresentato l'inizio di una lunga lista di scelte: tempestive, incisive, contestate. Che spettano a me e a nessun altro.

Il 1° di febbraio – due giorni dopo il ricovero della coppia di turisti cinesi allo Spallanzani – è stata istituita la task force della regione Liguria, un pool di esperti, me compreso. Abbiamo tratteggiato l'identikit dei sorvegliati speciali. Cercavamo signore e signori con gli occhi a mandorla, con qualche linea di febbre e, magari, un chiaro affaticamento respiratorio. Così venivano appesi cartelli fuorvianti di questo tipo: «Contatta il numero verde se hai febbre o tosse *e* sei tornato dalla Cina da meno di quattordici giorni». L'errore stava tutto in quella «e».

La verità è che sorvegliavamo la porta d'ingresso e non quella sul retro. Il virus era già tra noi. Ma ancora non potevamo saperlo.

I primi casi

Il penultimo weekend di febbraio, con la scoperta del cluster di Codogno e di quello di Vo' Euganeo, la situazione si è fatta esplosiva. I media urlavano e la popolazione non capiva che cosa stesse succedendo, sembravano tutti in preda al panico. Un virus all'apparenza esotico e lontano era ormai nel giardino di casa nostra.

Proprio quel sabato, il 22 febbraio, è stata ricoverata al San Martino una famiglia cinese: il padre con due bambini, mentre la madre è rimasta monitorata in isolamento domestico. Erano tutti reduci da una quarantena fiduciaria, che imponeva loro l'obbligo di restare isolati a casa propria. I due bambini erano bellissimi e sembravano tranquilli, erano in camera con il papà, in lettini vicini. Ho fatto loro il tampone personalmente. Tutti negativi.

Una volta dimessi, ci è arrivata una comunicazione dal Cristoforo Colombo, l'aeroporto di Genova. Un velivolo proveniente da Parigi bloccato sulla pista: sospetto Covid-19 a bordo. Un uomo di mezza età è stato sottoposto a tampone, tra i passeggeri è scattato il panico. Ma era solo un falso allarme.

L'ultimo sospiro di sollievo.

Poco dopo – martedì 25 febbraio – è infatti arrivato direttamente in reparto, senza passare per il pronto soccorso, un paziente. «Covid-positivo» era il responso dei test clinici: in quanto direttore del reparto di Malattie Infettive dell'ospedale, me l'hanno comunicato per primo.

Il primo contagiato in Liguria era una donna. Aveva una settantina d'anni e, forse non a caso, era originaria di una delle zone più bersagliate dal virus: Castiglione d'Adda, paese del basso lodigiano, non lontano da Codogno. Era scesa al mare qualche giorno prima, nella zona di Alassio. Una vacanza iniziata con il bagaglio leggero di chi si trattiene pochi giorni. Una vacanza durante la quale è stata sorpresa da una fastidiosa tosse.

Quando le ho comunicato il risultato del test, i suoi occhi grandi mi hanno fissato con fiducia. Aveva tante domande in testa, lo capivo distintamente, ma non ne ha formulata nessuna. Fin da subito, in diversi momenti del giorno le serviva l'ossigeno.

Le implicazioni per chi veniva ricoverato con questa diagnosi – Covid-19 – non erano solo mediche. Esistono meccanismi ben più complessi di un coronavirus: quelli imprevedibili che regolano l'animo umano. Chi era positivo doveva lottare da solo. Senza supporto della famiglia e degli amici. Senza contatto umano. Perché l'isolamento era una delle armi più efficaci che avevamo contro il virus.

In poco più di ventiquattr'ore, sono arrivati altri quattro pazienti. Tutti turisti che avevano alloggiato nello stesso albergo ad Alassio della nostra «paziente 1».

Poi è stata la volta di un uomo, un ragazzo che arrivava da La Spezia. Era un musicista di Codogno, sceso in Liguria per una serata. Il cluster sembrava quindi essere sempre lo stesso. Ma la rapidità con cui venivano individuati nuovi casi, in tutto il Nord Italia, non suonava alle mie orecchie come un *Inno alla gioia*. Significava che probabilmente il contagio era più diffuso di quanto credessimo e che sarebbe stato molto difficile tracciare i contatti e isolare i malati per evitare che la malattia si diffondesse tra la popolazione. Significava che *era già* diffusa tra la popolazione.

Il piano allestito nelle nostre lunghe riunioni preliminari prendeva piede. Ogni malato di Covid-19 era sistemato in una stanza singola a pressione negativa, una sala che, tramite un sistema particolare di ventilazione, aveva un ricircolo costante d'aria pulita.

C'era una domanda che mi inseguiva veloce mentre correvo per le corsie dell'ospedale: «Si può curare?».

«Sì.»

Lo ripetevo a tutti, con convinzione. Anche se, in quel momento, terapie specifiche per il Covid-19 non esistevano.

È opportuno ricordare che la polmonite batterica, prima causa infettiva di decesso negli Stati occidentali, provoca ogni anno undicimila morti soltanto in Italia e che, proprio nel nostro Paese, fino a diecimila persone all'anno non superano le complicanze respiratorie causate dal virus della normale influenza. Questo per dire che noi delle Malattie Infettive eravamo abituati alla brutalità dei virus.

Il vero problema era un altro: la contemporaneità dei ricoveri. Il timore di non avere abbastanza postazioni attrezzate e sufficiente personale per curare al meglio tutti i pazienti: il contagio doveva essere tenuto sotto controllo per evitare che gli ospedali arrivassero al punto di non ritorno, al collasso. Dovevamo essere nelle condizioni di fare il nostro lavoro.

Il 3 marzo un altro ospite di una struttura alberghiera nel savonese è risultato positivo.

A quei giorni risale, purtroppo, anche il primo decesso nel nostro ospedale, una signora dal quadro clinico complesso: è morta con il Covid-19. Aveva ottantasei anni e faceva parte di quella stessa comitiva arrivata da Castiglione d'Adda. Il suo paese d'origine era nel cuore della tempesta.

A partire da domenica 23 febbraio, era stata istituita la prima zona rossa italiana: dall'area di Codogno, Casalpusterlengo e, appunto, Castiglione, era vietato entrare ed era vietato uscire. Il territorio era controllato dai carabinieri, che ne presidiavano i varchi d'accesso. Cinquantamila persone erano rinchiuse lì dentro.

In Liguria, il 6 marzo ci preoccupava la situazione del Ponente. Altri quattro decessi. Un uomo di settantanove anni non era sopravvissuto alla broncopolmonite bilaterale.

Due settimane dopo il primo ricovero, in ospedale c'erano ventiquattro persone positive.

Prepararsi alla battaglia

La mia squadra è una équipe straordinaria: grandi professionisti e ottimi compagni di viaggio. Il mio braccio destro, e a volte anche sinistro, Chiara Dentone, sincronizza il nostro team come solo una donna può fare. E poi ci sono Dibi, Gosia, Antonio, Daniele, Gianni, Federica, Emanuele e tanti, tanti altri.

A partire dall'ultima settimana di febbraio né io né loro abbiamo più guardato il calendario. Non esistevano giorni festivi o feriali, domeniche o pause pranzo. C'è stato chi non ha visto spegnere le candeline al proprio bambino, chi non ha brindato per l'anniversario di matrimonio o, peggio ancora, è mancato all'appuntamento con la fiaba della buona notte del figlioletto. Le madri e i padri in camice bianco l'hanno letta in videochiamata.

Ho organizzato un nuovo servizio per pazienti e colleghi di altre specialità: la guardia infettivologica disponibile ventiquattr'ore al giorno. L'ospedale ha assunto su mia richiesta quattro specializzandi del quarto anno e sei medici infettivologi. Ci siamo potenziati.

Il sistema per l'erogazione dell'ossigeno del padiglione di Malattie Infettive è stato incrementato con lavori eseguiti in urgenza per fornire una potenza venti volte maggiore di quella che avevamo prima: doveva servire per gonfiare i caschi da ventilazione, i nostri giubbotti di salvataggio per i naufraghi in mezzo alle onde impetuose del Covid-19.

Ora serviva il materiale. Innanzitutto, caschi per l'erogazione della CPAP (*Continuous Positive Airway Pressure*), per ventilare il paziente senza intubarlo. Mascherine, caschi e tute protettive, calzari, guanti, gel. E farmaci, anche se, non conoscendo il virus, non conoscevamo nemmeno la cura più efficace per trattarlo.

Tutti gli istituti sanitari, nelle prime fasi dell'emergenza, cercavano di accaparrarsi i farmaci e la strumentazione necessari per potenziare i propri reparti. Eravamo in competizione gli uni con gli altri, e la fotografia non era così distante da quella dei supermercati svaligiati dagli italiani all'indomani del 9 marzo, la sera in cui il presidente del Consiglio Giuseppe Conte ha proclamato il lockdown per l'intero territorio nazionale.

L'11 marzo l'OMS ha dichiarato ufficialmente il Covid-19 una pandemia. Io annusavo il caos. E in ogni caos è meglio trovare subito un ordine segreto, trovarlo prima dell'arrivo in ospedale del paziente successivo che, lo sapevo, non si sarebbe fatto attendere. Maturava in me la necessità di parlare a quante più persone possibili, perché ravvisavo confusione sulle informazioni che venivano snocciolate ogni giorno e, soprattutto, sui rischi reali del SARS-CoV-2. Scrivevo sulla mia pagina Facebook e su Instagram, rispondevo alle domande dei giornalisti, partecipavo a talk show televisivi. Cercavo di informare.

L'OMS, più o meno in quel periodo, ha pubblicato questi dati. L'80% dei contagiati contraeva una malattia lieve e guariva. Il 20% aveva bisogno di cure intensive. Tra questi, il 5% andava incontro a un quadro critico con insufficienza respiratoria, shock settico e collasso multiorgano.

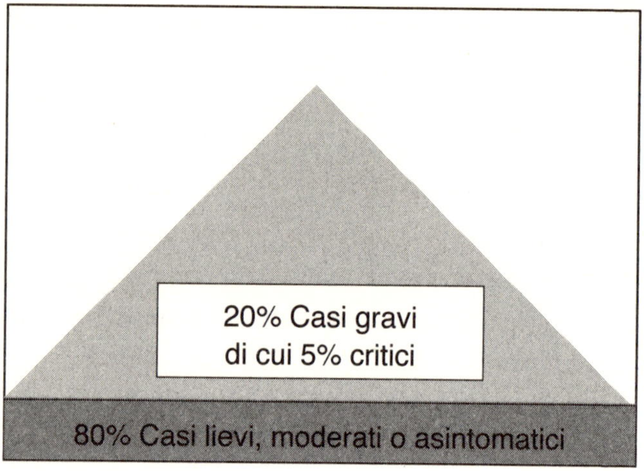

Fonte: Chaolin Huang *et al.*, «Clinical Features of Patients Infected with 2019 Novel Coronavirus in Wuhan, China», «The Lancet», 24 gennaio 2020.

Il dato più interessante, tuttavia, era che solo il 2-4% dei pazienti, soprattutto quelli in età avanzata, era a reale rischio di morte. Una percentuale che costituiva la memoria del nostro Paese. Si stava profilando davanti a noi una guerra al contrario, che invece dei giovani vedeva morire gli anziani.

Il dato non mi rassicurava, ovviamente. Ma bisognava analizzarlo con razionalità. Capire che cosa significava davvero quel numero.

Ci diceva che avevamo il 98% di possibilità di farcela.

Era un semaforo verde?

No!

La situazione andava vigilata attentamente ed era bene tenere alta la guardia su qualsiasi eventuale caso sospetto, soprattutto se proveniente dalle aree epidemiche. E la Liguria, come la Lombardia, il Piemonte, il Veneto e l'Emilia-Romagna, erano tutte zone endemiche per SARS-CoV-2. Ma non bisognava creare allarmismi. Noi medici potevamo e dovevamo allarmarci, ma ci era vietato allarmare. Dovevamo essere trasparenti e comprensibili, raccontare alle persone quello che sapevamo, ma non potevamo chiedere a nessuno di imbracciare il fucile al posto nostro. Le cose che accadono hanno in parte il volto della nostra reazione, il modo in cui le affrontiamo: così è con una pandemia.

Con il crescere del numero dei contagiati, cresceva anche il timore della gente. A volte, si trasformava in panico. Noi medici in contatto con i Covid-positivi abbiamo cominciato a essere emarginati. Evitati. Percepivamo la diffidenza. Eravamo personale sanitario in prima linea, ma eravamo anche possibili untori. Nei primi giorni dell'emergenza sanitaria, i vicini di casa – prima degli applausi e degli striscioni di solidarietà – avevano paura.

Era come se la popolazione del nostro Paese fosse all'interno di un aeroplano, durante un lunghissimo vuoto d'aria. I passeggeri lanciavano occhiate preoccupate all'assistente di volo, perché non capivano che cosa stesse succedendo, temevano che l'aereo avesse un guasto e che potesse cadere. E nei suoi occhi speravano di trovare tranquillità, uno sguardo sicuro che invitava loro a fidarsi e a tenere le cinture allacciate.

Noi medici eravamo quell'assistente di volo.

Dal pronto soccorso al reparto Malattie Infettive, abbiamo serrato i ranghi e abbiamo fatto squadra. Come se in ogni barella ci fosse uno di noi. La sfida contro il virus non sarebbe stata facile da vincere, e noi dovevamo esserne all'altezza. Fare l'inchino di chi lotta sul tatami e cominciare a combattere. E più si combatteva, più il muscolo si scaldava e diventava forte. Giorno dopo giorno accumulavamo stanchezza, ma eravamo più allenati, potevamo affrontare sempre meglio la battaglia.

Questa era la cura: non perdere di vista l'obiettivo.

La parola «pandemia» deriva dal greco pan-demos, *«tutto il popolo». Secondo l'OMS, si parla di pandemia quando:*

- *compare un nuovo agente patogeno;*
- *questo agente patogeno può colpire gli esseri umani;*
- *questo agente patogeno si propaga rapidamente in tutto il mondo.*

Il direttore generale dell'OMS, Tedros Adhanom Ghebreyesus, *dichiara ufficialmente il Covid-19 una pandemia l'11 marzo 2020. Nel farlo, esorta gli Stati di tutto il mondo a elaborare delle strategie rigorose, atte a contenere il contagio:*
«Consentitemi di riassumere i quattro punti chiave.
Uno: prepararsi ed essere pronti.
Due: individuare, proteggere e tracciare.
Tre: ridurre la trasmissione.
Quattro: innovare e imparare.
Ricordo a tutti gli Stati che vi stiamo chiedendo di attivare e di ampliare tutti i vostri protocolli di risposta alle emergenze. Comunicate alle persone i rischi e le modalità in cui possono proteggersi: è nell'interesse di tutti.
Trovate, isolate, testate e trattate ogni caso. E tracciate ogni contatto.
Preparate gli ospedali.
Proteggete e formate gli operatori sanitari.
E prendiamoci cura gli uni degli altri, perché abbiamo bisogno gli uni degli altri.»

Fonte: Organizzazione Mondiale della Sanità

5
Fame d'aria

Il picco che non arriva

«Stai attento.»

Erano le parole con cui mia moglie Chiara mi intercettava sulla porta la mattina presto. Avevo il sapore di caffè ancora in bocca e il casco nella mano destra, per raggiungere l'ospedale in scooter. Me lo diceva anche prima dell'emergenza, ma in questo periodo la sua voce faceva eco nell'androne delle scale in modo diverso.

«Stai attento.»

Era metà marzo. L'Italia era in lockdown totale, non era più permesso a nessuno uscire di casa. Uniche eccezioni: fare la spesa, andare in farmacia, poche altre «comprovate» urgenze. Lo scopo di questa drastica misura di salute pubblica era quello di ridurre al minimo qualsiasi contatto interpersonale: senza contatti, il virus non poteva diffondersi di organismo in organismo. Ma i dati non miglioravano.

In televisione, sui giornali e su internet tutti parlavano del cosiddetto «picco», l'agognato momento in cui l'incremento giornaliero dei contagi avrebbe smesso di crescere e avrebbe cominciato via via a diminuire. Sarebbe accaduto, ma non adesso. Negli occhi avevamo tutti le fotografie di Bergamo, il triste corteo di camion militari che, nella notte tra il 18 e il 19 marzo, ha attraversato la città per trasportare le bare dei morti Covid-19 in Emilia-Romagna o in altre regioni, dove sono state cremate. A Bergamo, non c'era più spazio negli obitori.

Il padiglione circolare

All'ospedale San Martino era un continuo viavai di ambulanze. Arrivavano al pronto soccorso, dove i pazienti venivano smistati: Covid-positivi da una parte, Covid-negativi da un'altra. La struttura stessa del complesso ospedaliero ci ha aiutato in questa divisione: il San Martino ha più di un secolo di vita e il modo in cui è stato costruito rimanda alle consuetudini del periodo, con palazzine liberty separate le une dalle altre e immerse in uno spazio verde. Rispetto a molti altri ospedali, in cui tutti i reparti si trovavano nello stesso palazzo, per noi era più semplice isolare i pazienti e definire percorsi sicuri. L'importante era avere un protocollo ben definito, all'interno del quale tutti gli operatori sanitari sapessero che cosa fare e tutti i pazienti venissero destinati nei luoghi

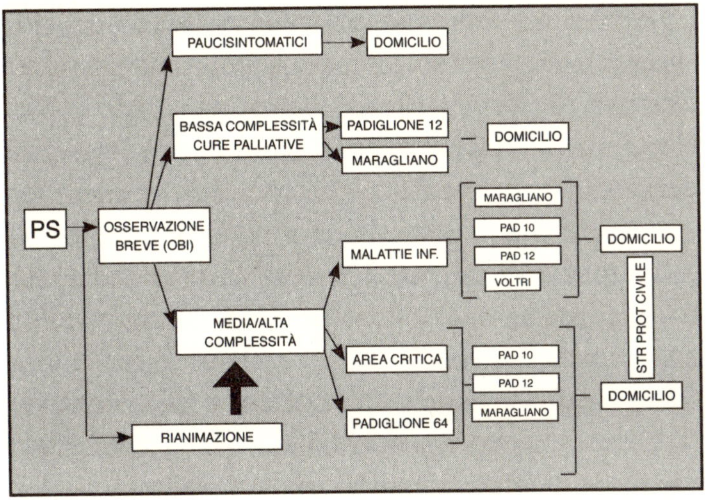

Percorso all'interno del Policlinico San Martino per pazienti Covid-19.

adibiti a ricevere le cure più adeguate al loro quadro clinico.

Medici e infermieri, in quei giorni, si muovevano veloci, nei loro gesti c'erano gli automatismi dettati dal sangue freddo e il cocktail naturale di adrenalina che scorreva nelle vene. Un moto perpetuo.

Le giornate non terminavano mai. Vivevamo costantemente in apnea, sommersi dal lavoro da fare, dalle vite da salvare. Non avevamo più camici, tantomeno vestiti borghesi. Indossavamo delle tute integrali che assomigliavano agli scafandri da astronauta, con tanto di doppi guanti e calzari. Per non rischiare: non potevamo esporre al virus nemmeno una piccola porzione del nostro corpo. Seguivamo i protocolli di protezione elaborati nel 2016 per ebola, e a volte era difficile fare bene il nostro lavoro bardati in quel modo, con gli occhiali che si appannavano sempre, tanto da rendere complicato persino vedere. Almeno fino a quando un collega non ha trovato uno stratagemma, chissà dopo quante prove: un po' di schiuma da barba sulle lenti e la nebbia spariva.

La sera, o al mattino a seconda dei turni, ci spogliavamo gettando nella pattumiera «dello sporco» – nel nostro gergo, il *sicuramente* o il *potenzialmente* infetto – le tute e tutto il resto. Poi cominciavamo a strofinare le mani, come a voler cancellare dell'inchiostro esploso da una penna, le sfregavamo e le disinfettavamo ancora e ancora. Era strano vederle senza guanti. Solo allora, finalmente, ci si poteva stropicciare il viso. Al tatto era ruvido, irritato dal silicone con cui stringevamo le mascherine.

Le tute protettive erano per noi come la bombola per il sub. Andavano contingentate: non ne arrivavano abbastanza dall'estero e non se ne producevano abbastanza in Italia. Per questo, per non far inceppare la macchina dei soccorsi o mettere in pericolo la vita dei miei colleghi, mi è venuta un'idea.

«Bisogna separare i percorsi tra infetti e puliti» ho pensato, mentre alle 10 del mattino mescolavo il mio quarto caffè.

Il mio reparto, il padiglione di Malattie Infettive, ha una struttura circolare, ad anfiteatro, e si sviluppa su tre piani. In virtù di questa struttura, le stanze di isolamento, dove erano ricoverati i pazienti gravi ma che non richiedevano la terapia intensiva, hanno tutte un doppio accesso: la porta che dà sul corridoio interno e un'altra che dà sull'esterno, sul ballatoio che circonda l'intero edificio.

Così, ci siamo riorganizzati, sfruttando le peculiarità del padiglione. Chi aveva il camice pulito e non aveva avuto contatti con pazienti Covid-positivi poteva svolgere le sue mansioni all'interno di stanze sicure. Chi invece doveva visitare o somministrare la terapia doveva fare il giro dall'esterno. Dal ballatoio poteva guardare il paziente attraverso le vetrate, parlargli da un interfono e, al bisogno, entrare. Così facendo, poteva usare sempre la stessa tuta, cambiando solo i guanti, per visitare il malato successivo.

Un risparmio notevole di tute che ci ha permesso di portare avanti il lavoro, in sicurezza, senza mai essere costretti a scegliere chi soccorrere e chi far attendere, mentre boccheggiava come un pesce fuori dall'acqua.

Già, perché il Covid-19, il nostro nemico, è una malattia che può degenerare fino ad arrivare alle sindromi respiratorie più acute. La famosa «fame d'aria», tre parole che solo a pronunciarle tolgono il fiato.

L'espediente del ballatoio ci ha consentito, inoltre, di guardare il paziente negli occhi, sempre. Avevamo la possibilità di monitorare le crisi e di calmarlo senza essere costretti ogni volta a entrare nella sua stanza. Ma le mascherine negavano anche i sorrisi di incoraggiamento.

Doveva essere un inferno per i nostri pazienti resistere. Sempre da soli, giorno dopo giorno, senza potersi distrarre in nessun modo, nelle stanze asettiche del nostro padiglione, senza ricevere un parente, senza parlare con qualcuno, ventiquattr'ore su ventiquattro, tutti i giorni uguali gli uni agli altri. Con la testa infilata nel casco CPAP: il rumore che produceva era molto meno nobile della sua missione salvavita. Era simile al ronzio monotono e incessante della sala macchine di una grande nave da crociera, un rumore che continuava costante per tutta la giornata. Ai pazienti era vietato persino sfogliare un quotidiano o una rivista: niente entrava in quelle stanze. Dovevano semplicemente resistere, tra un'apnea e l'altra, tipica di questa malattia.

Dovevo fare qualcosa per riempire quella solitudine. Fosse anche qualcosa di piccolo, di simbolico.

E così mi hanno preso per pazzo quando ho preteso, dopo essermeli fatti donare, che fosse installato un televisore in ogni stanza d'isolamento. Eppure, avere modo di guardare delle immagini in movimento, invece di una parete bianca, è risultato di conforto per i malati. Anche se il più delle volte non sentivano nulla per via della ventilazione.

Se stare lì da soli per tutto il giorno sembrava un inferno, essere curati da medici senza identità poteva essere quasi peggio. Doveva essere spaventoso per i pazienti vederci entrare e uscire dalle loro stanze, coperti come necessario dalla testa ai piedi. Non potevano vedere la nostra faccia, solo i nostri occhi spuntavano dalla fessura tra la tuta e la visiera protettiva in plastica spessa. Come degli automi, dei robot. E non potevano nemmeno sentire la nostra voce, sempre a causa del rumore del casco CPAP.

Occorreva far loro sapere a chi appartenevano le mani che li stavano toccando, che cambiavano la loro flebo o decidevano la quantità d'ossigeno da somministrare. Avevamo la loro vita nelle nostre mani, e loro non sapevamo chi fossimo. Credetemi, non è un problema da poco: nella battaglia contro qualsiasi malattia, è la mente che deve essere curata per prima.

Per risolvere il problema, abbiamo deciso di stampare una nostra fotografia e di appendercela al collo. Sopra ci abbiamo scritto: «Mi chiamo...» e poi il nostro nome, in stampatello blu, senza qualifiche e cognome. Non servivano. Eravamo gli unici esseri umani che i pazienti vedevano, non eravamo più soltanto dottori o infermieri.

Io ho scelto lo scatto di un istante felice: ero in montagna abbracciato a mia moglie, lei aveva uno zainetto rosso sulle spalle e un bel sorriso. Era una foto che serviva prima di tutto a me, per ricordarmi chi ero e qual era la mia vita. Ma speravo servisse anche a loro, a chi doveva lottare con tutte le forze per tornare alla normalità. Una normalità che sembrava così sbiadita, vista dalle camere di isolamento. Eppure scorreva a soli pochi metri, al di là della vetrata.

«Mi chiamo Matteo.»

Dream Team

Cristina è più di un'infermiera. Fa il suo lavoro, ovviamente, ma il lavoro in ospedale è qualcosa che non si esaurisce con i compiti quotidiani. Durante l'emergenza, usava il suo telefono per permettere ai pazienti di comunicare con i loro parenti, che in quelle stanze non potevano entrare. Li metteva in contatto con l'esterno.

«Le dica che la amo.»

«Gli dica "anche io".»

E lei lo faceva. Erano piccoli gesti che le permettevano di tornare a casa meno frustrata, meno impotente rispetto alla morte.

Bruno, uno dei nostri pazienti, ha raccontato a Cristina che i soldi per il suo funerale erano nel cassetto vicino al calorifero, un po' nascosti dalla tenda, e che la sua signora non doveva assolutamente usare la pensione per quella spesa inutile. Un testamento che Cristina ha trattenuto nelle lacrime che cercava di non far scendere, per non apparire triste davanti a un uomo che aveva poco da vivere.

Sulle palpebre, Cristina aveva un filo di matita a brillantini verdi. Un vezzo con cui cercava di rimanere incollata alla realtà in un mondo improvvisamente capovolto. Dove chi nasce per salvare, dopo aver tentato il tutto per tutto, deve anche sapersi arrendere.

I nostri bisogni personali più primordiali, come la fame, la sete, il sonno – tutto –, dovevano essere messi in secondo piano. Bussavano alla porta della mente, e noi li ricacciavamo giù: stavamo facendo dell'altro, non c'era tempo. Non sapevamo quando avremmo potuto soddisfarli. Era davvero così, l'emergenza non si chiamerebbe in questo modo se non portasse allo stremo, al limite ultimo. Più si aveva la necessità di tornare a casa, della propria famiglia o di una doccia, più la realtà e le circostanze remavano in direzione opposta.

Il dottor Emanuele Delfino, quando era in servizio con il suo cartellino «mi chiamo Emanuele» ben in vista, non sapeva dove e a chi lasciare le figlie, perché anche la moglie era un medico, in servizio in un ospedale preso d'assalto quanto il nostro. Come tutti gli ospedali del Nord Italia. Gli asili e le scuole erano chiusi fin dall'inizio dell'emergenza, le babysitter non accettavano di tenere le bambine perché temevano di contagiarsi.

C'era il padre single, che da anni faceva per due, impegnato diciotto ore al giorno in reparto. E non sapeva quando poteva tornare dal figlio.

C'era chi sceglieva l'autoisolamento, tra un turno e l'altro. Non andava *mai* a casa, per non correre il rischio di portare il terrore che stava vivendo in famiglia, preferendo affittare una camera per l'intera durata dell'emergenza.

Ci aggrappavamo a singoli istanti che facevano la differenza. Come quel «stai attento» che mia moglie pronunciava ogni mattina e che io tenevo con me tutto il giorno. Non cambiavano le cose, quegli istanti, ma erano come bacchette magiche: le facevano improvvisamente percepire più sopportabili. Parole pronunciate da milioni di persone dietro a un telefono, tenuto con foga attaccato alla bocca, il più vicino possibile, come a voler entrare dritti dentro le orecchie di chi ascoltava. Conversazioni a distanza che prendevano il posto degli abbracci, dei piatti domenicali, del caffè dalla nonna, del pranzo dopo scuola con il figlio adolescente, due calci al pallone e magari una nuotata.

Nell'emergenza, chi ci amava restava in attesa e rispondeva al primo squillo quando chiamavamo, perché chissà quando avremmo potuto farlo di nuovo. Noi – abituati al «tutto e subito», «al qui e ora» – siamo tornati ad assaporare piccoli pezzetti di vita, che fino a quel momento avevamo dato per scontati. Sapere che in ospedale le cose andavano bene, nonostante tutto, permetteva ai famigliari a casa di rilassare le spalle per qualche minuto. Non di più, giusto qualche minuto, perché da un momento all'altro il virus poteva stravolgere la vita tua e quella degli altri, di chi lo subiva e di chi lo combatteva.

Chiara, la caporeparto del piano meno uno, uno dei gironi infernali dei pazienti Covid-positivi, dava l'impressione di avere tutto sotto controllo, sempre. Gestiva le sue preoccupazioni e quelle degli altri con fare disinvolto, ma mai superficiale. Il suo modo di comportarsi diceva: «Tu potrai vincere una battaglia, ma la guerra sarà nostra». Una promessa contro il virus alla quale tutti abbiamo stretto la mano. E questo coraggio, quando era condiviso da una squadra intera, era il più invincibile. Nel dirci «ce la faremo», ce la stavamo *davvero* facendo.

Abbiamo messo a disposizione le nostre abilità professionali, per offrire ciascuno il proprio contributo nel momento esatto in cui l'altro finiva di farlo, e diventare così una lunga catena interconnessa. Senza anelli deboli. Io per primo ho chiesto che mi insegnassero tutto ciò che non sapevo fare e che poteva essere utile nella gestione dell'emergenza. Dopo venticinque anni di carriera, ho per la prima volta somministrato in velocità ossigeno ai pazienti, e così potevo evitare di perdere tempo per attendere che arrivasse chi sapeva già farlo.

Mi piace pensare a noi come a un *Dream Team*. Non perché facevamo qualcosa di straordinario, ci limitavamo a compiere il nostro lavoro, quello per cui avevamo studiato e per cui ci eravamo esercitati a lungo. Ma perché chi riesce a sognare, anche quando si trova immerso in un incubo, ha una marcia in più.

E così elaboravamo strategie per resistere. In pronto soccorso, nei cambi turno, si ballava, si scherzava. Non lo facevamo per oltraggio al dolore altrui, che poi era anche il nostro, ma per poterlo sopportare. Per anestetizzarlo. E tirare avanti, verso un'altra giornata di lavoro di ventiquattro o settantadue ore. A marzo, non conoscevamo mai l'orario di fine turno. Rientravamo a casa solo quando c'era una pausa tra un'urgenza e l'urgenza successiva.

La mia casa era e rimane il luogo dove tornare quando i riflettori si spengono, all'ora in cui ormai tutti dormono, e io crollo su una sedia prima di arrivare a letto dalla donna più importante tra le donne coraggiose, mia moglie, che mi ha diviso con il tempo che non ho potuto dedicarle. Lei che ha accettato con me il rischio che la potessi contagiare, così i miei figli e tutti i famosi «congiunti» dei medici. Ritorna l'altruismo, io per tanti, loro per me.

Il momento dei virus

Eravamo in apnea e lottavamo. Ma dalla nostra avevamo una certezza: non sapevamo quando, ma sapevamo che questo momento sarebbe passato. Non a marzo, forse nemmeno ad aprile o a maggio. Forse si doveva andare più avanti ancora. Ma il momento dei virus alla fine passa sempre.

I virus si comportano come le mareggiate: prima uno sciabordio lento e costante, poi si alza la marea, e l'acqua cresce e si ingrossa, fino a inghiottire la spiaggia e a portare via tutto ciò che incontra sulla sua strada. Con violenza. Infine, a poco a poco, così com'era venuta, l'acqua si ritrae. E torna la quiete, quella quiete carica di tensione che si avverte dopo le tempeste. Il problema è che non sappiamo quando la mareggiata tornerà di nuovo. E soprattutto non sappiamo se si svilupperà come la precedente o se sarà tutta un'altra storia.

Sono decenni che studiamo i virus. Li possiamo controllare, ma difficilmente prevedere. Ed è impossibile impedire che si traducano in scosse, proprio come accade con gli sciami sismici. Così è il mistero della vita. Della quale, prima di nascere, non si conoscono né inizio né fine. Tanto meno quello che accadrà in mezzo.

È definita *insufficienza respiratoria* la ridotta efficacia del sistema respiratorio nel garantire gli scambi gassosi tra aria ambiente e circolazione gassosa. Come conseguenza, non vengono raggiunti i normali livelli di PaO2 (pressione parziale di ossigeno) e PaCO2 (pressione parziale dell'anidride carbonica) in circolo. Questo significa che il sistema respiratorio non riesce a garantire un'adeguata ossigenazione del sangue e/o una efficiente eliminazione dell'anidride carbonica nell'ambiente esterno.

La *terapia* ha l'obiettivo di aumentare l'ossigenazione e di diminuire l'anidride carbonica presente nel sangue, attraverso il miglioramento dello scambio dei gas a livello degli alveoli polmonari. A seconda dei casi specifici, la terapia può comprendere ossigenoterapia (per correggere il deficit di ossigenazione del sangue) e impiego di supporti ventilatori (per correggere l'acidosi, l'eccessiva acidità del sangue dovuta a livelli troppo elevati di anidride carbonica).

Fonte: Ministero della Salute

6

Terapia intensiva

La notte più lunga

La notte più lunga è stata quella dei due posti letto. La notte in cui ci siamo resi conto che in terapia intensiva erano rimasti solo due letti liberi. In *tutta* la Liguria. Nonostante i nostri sforzi e le corse contro il tempo, il virus si diffondeva troppo velocemente.

In quelle ore disperate, mi trovavo con il presidente della regione Giovanni Toti, il direttore generale del Policlinico San Martino Giovanni Ucci, il direttore amministrativo Salvatore Giuffrida e Angelo Gratarola, il referente dell'emergenza non solo per il nostro ospedale ma per l'intera regione.

Ci siamo guardati negli occhi. E non abbiamo ceduto al panico. Nonostante la stanchezza, nonostante il sonno, nonostante la terribile responsabilità che sentivamo sulle nostre spalle. Abbiamo usato quelle lunghe ore prima dell'alba per studiare i dati ancora una volta, l'ennesima, e, soprattutto, per cercare delle soluzioni. Quando sarebbero arrivate le nuove attrezzature? Quali altre aree degli ospedali avremmo potuto convertire in terapie intensive d'emergenza? Che protocollo avremmo dovuto applicare nel caso quel «due» si fosse trasformato in uno «zero»?

Il virus correva veloce. Noi dovevamo correre ancora più veloce.

Quando il prezzo di ogni singola scelta può presentare un conto altissimo, si capisce chi ce la fa e chi, invece, cede. Quella notte ho visto negli occhi di tutti la stessa determinazione che c'era nei miei. Non avremmo fatto nessun passo indietro. E il sistema sanitario ligure, alla fine, ha tenuto. Prima dell'emergenza, la regione aveva una dotazione totale di cento, centodieci posti letto in terapia intensiva. In pochi mesi sono più che raddoppiati: duecento riservati solo al Covid-19 e cinquanta per tutte le altre urgenze.

Non siamo stati sommersi dallo tsunami: abbiamo continuato a curare i nostri pazienti.

Raccontare il Covid-19

Il SARS-CoV-2 avanzava e sembrava pronto per annientarci. Malgrado gli sforzi del personale sanitario. La Lombardia, a meno di cento chilometri dal nostro ospedale, è stata investita da un vero e proprio uragano: agli ospedali mancava l'attrezzatura, non c'era abbastanza personale in servizio, non riuscivano a far fronte alle esigenze della regione più popolosa d'Italia, che era anche la più contagiata. Ogni giorno molti dottori venivano infettati, sia quelli di medicina generale sia gli specialisti in pronto soccorso e negli altri reparti. Si ammalavano semplicemente svolgendo il proprio lavoro. E in molti alla fine non ce l'hanno fatta. Lavoravamo e lottavamo anche per loro.

Nel frattempo, al di fuori degli ospedali, le persone continuavano a restare bloccate in casa, spesso senza affetti con cui confidarsi. In quella solitudine, erano alla costante ricerca di informazioni sull'andamento dell'epidemia. Comprensibilmente, tentavano di capire quello che stava succedendo, ma era difficile filtrare le informazioni, affidarsi alle fonti ufficiali e cestinare la marea di fake news che fioriva su internet (e non solo). Io cercavo di fare la mia parte. Spiegavo a chiunque, fuori e dentro il reparto, che cos'è il Covid-19. Lo facevo con i pazienti e con i parenti, ma anche con perfetti sconosciuti, che ormai avevano cominciato a fermarmi per la strada per chiedere la mia opinione oppure mi scrivevano via e-mail o attraverso i social.

Era questa volontà di informare, di rendere comprensibile un virus invisibile, che mi spingeva ad accettare le interviste dei quotidiani o i collegamenti televisivi. A volte, ai giornalisti dovetti apparire come un uomo al quale era possibile chiedere di predire il futuro. Ma in scienza è davvero impossibile improvvisare previsioni.

L'opinione pubblica si divideva tra le varie correnti proposte da noi infettivologi, definiti erroneamente dai media come «virologi» – sull'origine e sulla pericolosità del virus, sul momento del picco, sulla sua pericolosità... –, tifoserie contrapposte che fino a quel momento erano esclusiva del calcio o, tutt'al più, di qualche celebre processo di cronaca giudiziaria. Tutti ne parlavano.

Paradossalmente, il Covid-19 era un argomento che in casa mia non tiravo fuori quasi mai, complice anche il fatto che ormai frequentavo le mura domestiche solo quando le luci erano spente. A un certo punto, però, mi sono fermato a pensare che dovevo dare un chiarimento esaustivo ai miei ragazzi, Dante e Francesco. Era necessario che parlassimo insieme di quel virus che stava tenendo in ostaggio il loro papà e il mondo intero. Glielo dovevo.

Gliel'ho raccontato così: «Il Covid-19 è una lezione da non dimenticare».

Franci, dopo il nostro colloquio, ha costruito un virus di cartapesta. Ha seguito l'iconografia del virus che passava in televisione, quella che ormai tutti avevano imparato a conoscere: la sfera con la sua corona. Il primo modellino era molto grande, poi ne ha realizzato uno più piccolo. La sua riproduzione di cartapesta, che mi ha mostrato in una delle rare cene che abbiamo consumato insieme in quel periodo, rimane per me l'immagine più realistica della minaccia che stavamo affrontando.

A casa, non abbiamo mai lavato con il sapone le confezioni dei surgelati, come ho visto fare da altri, inorridendo. Ho combattuto l'allarmismo, e nessuno di noi ha ceduto all'irrazionalità dettata dal panico. La paura non è mai davvero entrata tra le nostre quattro mura, forse anche per l'inclinazione caratteriale che ci accomuna. Sia Dante sia Francesco vogliono diventare dottori, e il loro sangue freddo è lo stesso che scorre anche nelle mie vene. Mentre i lineamenti sono sicuramente della mamma.

Insegnavo però ai miei figli a lavarsi bene le mani e a disinfettare il cellulare. Questo sì, lo ritengo fondamentale. Così come tutte le buone norme igieniche, che andrebbero seguite in ogni momento e che non dovrebbe essere un virus a introdurre o cancellare. Per l'intero periodo dell'emergenza, quando rientravo dall'ospedale, ho sempre accarezzato i miei ragazzi, ho sempre dato un bacio a mia moglie. Ma lo facevo soltanto dopo essermi lavato con estrema cura. E nessuno di noi si è contagiato.

Anche perché respiravano l'aria e condividevano la preparazione degli infettivologi nel difendersi dal nemico invisibile. Preparazione che viene da lontano: anni di esercitazioni sul campo contro tubercolosi, salmonelle, campylobacter, meningococchi e virus grandi e piccoli. Purtroppo in questi mesi ho visto tanta approssimazione quando si parlava di come proteggersi dal virus, anche legata al fatto che molti colleghi e sanitari non sono esperti di malattie infettive e hanno dovuto diventarlo, loro malgrado, molto velocemente.

Il SARS-CoV-2 è un virus infido. Ma si può affrontare. Non credo che il mondo finirà per il Covid-19 né che sia la più terribile delle malattie. Lo dicevo nel pieno dell'emergenza ai miei figli, così come lo dicevo in televisione. Non ho mai applicato due pesi e due misure e non lo faccio neppure ora: quello che considero giusto per la mia famiglia è ciò che consiglio pubblicamente. Anche oggi.

Il cameraman e il suo maestro

Eppure, per quanto si prestasse attenzione, il virus era sempre lì, in agguato. Io e la mia famiglia siamo stati esposti al rischio? Sì. Una volta in particolare ci siamo andati molto vicino.

Capitava che a casa nostra venissero troupe televisive di testate nazionali e internazionali. Franci e Dante erano affascinati dalle luci di scena e dai meccanismi della diretta, e non se ne perdevano una. Io davanti alle telecamere e loro dietro, insieme ai professionisti del mestiere. Tutti gli operatori conoscevano il rischio che correvano nello svolgere il loro lavoro, un lavoro che ha costretto anche loro agli straordinari, e prestavano la massima attenzione a ridurre al minimo le occasioni di contagio. Ma, come dicevo, il SARS-CoV-2 è un virus infido.

Un giorno, ho ricevuto la telefonata di un cameraman. Era stato a casa mia qualche giorno prima, in occasione di una diretta che avevamo fatto insieme. Lo ricordavo in perfetta forma, nonostante la stanchezza per i turni massacranti. I miei figli gli erano ronzati sempre attorno. Era una persona gentile e professionale, e anche lui, come me, era un papà, che terminato il lavoro correva a casa dalla sua famiglia.

«Dottore, ho la febbre, sono stato con i suoi figli e mi ha presentato sua moglie» mi ha detto al telefono.

Stava male ed era preoccupato per noi. Gli ho subito consigliato di monitorare la sua saturazione nel sangue, un indicatore importantissimo in caso di presunto contagio. «Se scende sotto i 93, mi chiami e venga subito in ospedale dopo aver contattato la centrale dell'emergenza.»

Non è passato molto tempo prima che mi telefonasse e io gli consigliassi di venire in reparto. Me l'aspettavo, anche se in cuor mio speravo che non ne avesse bisogno. Aveva 93 di saturazione e tanta tosse. Gli abbiamo aperto subito una cartella clinica: «Luca Stegani, quarantotto anni, procedere con somministrazione di ossigeno per mezzo di occhialini».

Gli occhialini prendono il nome dalla loro forma, sono dei tubicini che entrano nel naso e dai quali fuoriesce ossigeno. Ma Luca continuava a stare male, peggiorava. Ben presto gli occhialini non sono più stati sufficienti e gli abbiamo messo la maschera. Tre giorni dopo, aveva in testa il casco CPAP, la fase che, in caso di mancato miglioramento, precede l'intubazione e il trasferimento in terapia intensiva. La nostra cura è stata un'escalation di tentativi dal meno invasivo al più invasivo.

«Mi dà fastidio il casco», «ho gli occhi che mi bruciano», «non riesco a dormire» ripeteva Luca agli infermieri.

Cercava di appuntare tutto quello che gli accadeva sul telefono cellulare, ma il virus e la mancanza di ossigeno gli offuscavano la mente. E gli cancellavano l'appetito: il suo stomaco non tratteneva più neppure un grissino. «Sembra ferro e segatura» diceva quando provava a mangiarne uno, e proprio l'alterazione di olfatto e gusto sono sintomi tipici della malattia. Era debole, perché i farmaci attaccano il virus ma anche chi lo ospita. Di quell'omone allenato dalla vita da cronista rimaneva il carattere, mentre il corpo diventava via via prigioniero del Covid-19.

La nostra discesa verso il basso, purtroppo, è continuata: il 15 marzo è entrato in terapia intensiva, intubato e sedato. In testa aveva le parole della sua bambina, le ultime ascoltate per telefono: «Se hai paura, papà, sappi che c'è un angelo azzurro vicino a te». Medici e paramedici nel reparto del cameraman vestivano tutti di azzurro. Chissà la piccola come faceva a saperlo.

E poi Luca aveva un altro angelo vicino.

Era infatti ricoverato nella stessa camera del suo amico e maestro Paolo Micai, videoreporter e molto di più. Un uomo gentile, generoso, un genio del giornalismo di alto livello, un principe dell'immagine, una di quelle persone di cui il mondo ha bisogno. Avevano letti vicini e destini paralleli anche in questa battaglia.

Mentre Paolo Micai si spegneva, Luca era al suo fianco. Ma non era cosciente. Eppure deve aver avvertito qualcosa, qualcosa di cui non hanno ancora inventato un nome. Quando il suo amico e maestro è morto, Luca ha avuto una crisi respiratoria e gli si è alzata la febbre. Un calore improvviso.

A partire da quel momento, il cameraman ha iniziato un lento percorso inverso di ritorno alla vita. Una risalita da quel limbo che lo tratteneva nelle profondità del sonno. Il 28 marzo, dopo tredici giorni di coma farmacologico, Luca è stato sveglio per un istante. L'indomani ha aperto gli occhi. Meno di venti lettere formavano la sua prima domanda, pronunciata con fatica: «Come sta il mio maestro?».

Non ha ricevuto risposta.

Sopravvivere è una veste che si impara a indossare, un passo dopo l'altro, come se si dovesse imparare a camminare per la seconda volta.

«Mi hai lasciato per un altro» ha detto alla sua compagna la prima volta che ha potuto sentirla al telefono. Fantasie frutto del cocktail di farmaci che gli abbiamo somministrato per condurlo al risveglio. E poi il primo vero respiro: la voce della sua bambina.

Mentre si rimetteva dalla malattia, Luca non riusciva a gioire. Ha pianto per giorni, dopo aver saputo che la guerra gli aveva portato via il suo comandante, e che lui si trovava al suo fianco senza avere la possibilità di salutarlo. Si chiedeva se in quell'altra realtà dove si trovavano entrambi, quella del coma, l'avesse almeno abbracciato un'ultima volta. È una domanda che lo tortura ancora.

Un tormento che si è placato un po' solo grazie alle parole di una rianimatrice: «Luca, hai toccato la morte e sei tornato indietro, non è da tutti. Ora hai la tua seconda vita e sei obbligato a iniziare a viverla il prima possibile. Trova il modo che preferisci, ma non lasciarla in attesa».

Il corpo di Luca era guarito. Ma, prima delle dimissioni, quando ci siamo guardati negli occhi e lui mi ha detto «Grazie dottore», ho capito che quel combattimento lo aveva devastato.

Luca però è tornato a volare in elicottero, con la sua compagna di tanti reportage Rosanna, per raccontare con le sue riprese l'inaugurazione del nuovo ponte di Genova. Soffre di vertigini, ma dopo tutto quello che ha passato ora guarda le case farsi piccole sotto di lui con una nuova leggerezza e con l'occhio del supereroe.

Una giornata qualsiasi nell'emergenza Covid-19

La giornata di un medico, durante l'emergenza Covid-19, iniziava prima che la sveglia suonasse, forse perché non si era mai addormentato davvero. A causa delle continue sirene delle ambulanze per la strada, dell'adrenalina o dell'ansia ai massimi livelli in quel periodo massacrante, o dell'illuminarsi a intermittenza del cellulare appoggiato sul comodino. Nella nostra chat interna era un susseguirsi di «Nuovo ricovero di paziente difficile», a qualunque ora.

La mattina, il primo impatto con la gravità della situazione era visivo. Ero ancora sullo scooter quando i miei occhi facevano il conto delle ambulanze in sosta davanti all'ospedale: otto, nove, dieci, quindici. Erano in fila, in attesa di lasciare i pazienti alle nostre cure.

Alle 8 spaccate eravamo tutti sull'attenti, in riunione, con i volti segnati dalla fatica ma mascherati dalle «chirurgiche». Si svolgevano in piedi, lungo i corridoi, per sicurezza, e lì ognuno buttava sul tavolo immaginario le urgenze che aveva sperimentato nelle ore precedenti. Tutte le esigenze mediche e logistiche alle quali occorreva trovare una soluzione immediata: pazienti che avevano bisogno di una ventilazione particolare, attrezzatura disponibile, malati in stato critico, numero di letti liberi nei vari reparti del San Martino e in terapia intensiva...

Era necessario che tutti i dottori conoscessero e mettessero in relazione una lunga serie di dati, di giorno in giorno. Ci servivano per schedulare e riconsiderare in tempo reale una terapia che fino a due mesi prima semplicemente non esisteva. Stavamo imparando insieme ai malati quali dati era fondamentale tenere sotto controllo. Per esempio, bisognava monitorare costantemente la misurazione di «P su F», ossia quanto ossigeno c'è nel sangue arterioso, e per questo ci eravamo dotati di due apposite macchine nel nostro padiglione. Sotto il parametro di 200, i pazienti potevano non farcela più a respirare da soli. Avevano bisogno di ossigeno esterno: maschera di Venturi, maschera con reservoir, casco CPAP o, *extrema ratio*, il «tubo».

L'emergenza era un conto alla rovescia continuo. L'unico numero progressivo era quello dei ricoveri e dei nuovi contagi, che continuavano ad aumentare. E allora noi tornavamo ad annotare dati: il consumo dei camici, delle mascherine, dei doppi guanti, dei calzari, delle visiere, degli occhialoni. Attrezzature solitamente date per scontate, erano adesso diventate tanto rare quanto indispensabili.

Quando l'amico Antonio Pelizza ci ha regalato mille mascherine FFP2, io e la caposala Cristina ci siamo guardati e abbiamo deciso di tenerle segrete per più tempo possibile. Era la nostra scorta d'emergenza, il «tesoretto» della clinica Malattie Infettive, e dovevamo amministrarlo con attenzione. Ne avremmo attinto solo quando fossimo rimasti senza. Non prima. Tante volte sono i piccoli gesti, come questa donazione, a contribuire alla riuscita dell'impresa.

Alle 12 scattava il momento di un'altra riunione, quella «strategica»: facevamo il punto generale, studiavamo la situazione dell'ospedale, discutevamo la linea da tenere con l'esterno. Il richiamo era di Giovanni Ucci, il direttore generale del Policlinico, e di Angelo Gratarola, il responsabile del dipartimento di emergenza. Insieme a noi, oltre al direttore sanitario e a quello amministrativo, c'era anche Pietro Pisano, l'addetto stampa del Policlinico. Stesso luogo, stesse persone, stesso orario (sabato e domenica compresi) per sessantacinque lunghissimi giorni.

A quelle riunioni arrivavamo veloci e ripartivamo veloci, sempre indaffarati. Non avevamo il tempo nemmeno per chiederci «come stai?». Ognuno di noi sciorinava una lunga lista di richieste, di cose che reputavamo necessarie per continuare a svolgere al meglio il nostro lavoro.

Un giorno Angelo ci ha detto: «Ora basta, non si può rispondere a questa epidemia in maniera ortodossa, bisogna iniziare a colorare fuori dai margini».

«Colorare fuori dai margini» era un'immagine che corrispondeva esattamente alla mia visione. Conoscere le regole per poterle evadere. Creare l'inatteso anche per il virus. Significa essere consapevoli che niente in questa emergenza era normale e che l'unico modo per uscirne era tirare fuori il massimo dalle risorse che avevamo a disposizione.

Conoscevamo il tragitto da percorrere per raggiungere l'obiettivo, ma la rotta da seguire andava continuamente corretta.

A volte forse sembravamo «dare i numeri» e battevamo strade mai percorse ma, via via che l'emergenza continuava, si rafforzava anche il controllo centralizzato della sala operativa. E ce n'era bisogno. Tra il 15 marzo e i primi di aprile siamo stati investiti da una valanga di pazienti gravi, che arrivavano ininterrottamente su ambulanze che bruciavano il rosso. Il numero che non dimenticherò mai è 370. Il totale dei pazienti Covid-positivi ricoverati nello stesso momento al Policlinico. L'altro numero che non dimenticherò mai è un orario: le 23 del 24 marzo. C'erano dodici ambulanze in fila all'ingresso, in attesa di scaricare i malati. Con gli operatori che non avevano neanche il tempo di cambiare le bombole tra un'uscita e l'altra e noi che li aspettavamo in ospedale, pronti a tirare fuori tutto quello che avevamo.

Noi medici oggi facciamo notizia per qualcosa che abbiamo sempre fatto, solo che si sono accesi i riflettori sulle nostre azioni. Prima, troppo spesso, si parlava di noi solo per puntare il dito. Come se indossare il camice bianco investisse di poteri miracolosi. Nei momenti più critici, si rivolgono a noi perfino le preghiere: è un carico sovrumano, perché l'impossibile non è di questo mondo, ma abbiamo sicuramente spostato l'asticella del possibile al massimo livello. Nessuno è arretrato di un centimetro davanti all'ultima chance di salvare qualcuno. Le emergenze come questa lasciano la loro puzza di disinfettante nel naso, tanto da non sentirla più. Un passo dopo l'altro si impara insieme a camminare di nuovo. Per noi è stato un corso accelerato: abbiamo danzato come in un valzer senza pestarci mai i piedi.

Curare il Covid-19

Il tampone è lo strumento fondamentale per individuare un paziente Covid-positivo. Un prelievo nella cavità orale e uno in quella nasale. Una volta eseguito, bisogna inviare il campione ai laboratori autorizzati e aspettare il loro responso. Che spesso, soprattutto nel pieno dell'emergenza, tardava ad arrivare. La mole di lavoro che dovevano smaltire era troppo elevata e non avevano sufficiente attrezzatura, mancavano i reagenti.

Noi della prima linea non avevamo tutto quel tempo: i pazienti che arrivavano in ospedale erano spesso in condizioni critiche. Analizzavamo il quadro clinico di ognuno e, se presentava i sintomi della malattia, lo trattavamo come Covid-positivo, anche se era ancora solo sospetto.

I sintomi più comuni, oltre alla febbre, erano le difficoltà respiratorie. Per questo abbiamo standardizzato un protocollo. In pochi minuti avevamo a disposizione la radiografia del torace del paziente, ossia la fotografia dei suoi polmoni e, eventualmente, la TAC del torace. Il SARS-CoV-2 è un esibizionista della peggior specie e lascia segni del suo passaggio, trasforma i polmoni. Quando trovavamo tracce di polmonite interstiziale, capivamo di essere in territori pericolosi. Facevamo poi al paziente un prelievo di sangue arterioso, l'emogasanalisi (o «emogas», come viene di solito chiamato), che ci consentiva di valutare l'ossigenazione nel sangue. Era al sangue che chiedevamo: «Quanto tempo abbiamo?».

Se i valori crollavano, dovevamo correre ai ripari. La controffensiva più pericolosa del SARS-CoV-2 aveva un nome preciso: «iperinfiammazione», l'anticamera dello shock settico, e portava ad altre gravi conseguenze che andavano dall'insufficienza cardiaca alla sindrome da distress respiratorio acuto (ARDS), lo stadio respiratorio più grave. Erano tutte patologie che, se non curate con tempestività, potevano condurre alla morte.

Per individuare il virus era utile, anche se meno conosciuta e più invasiva, la broncoscopia, con cui veniva prelevato il secreto direttamente nei bronchi e negli alveoli grazie a una sonda. Esisteva poi l'esame dello sputo, molto diffuso in Cina, ma di difficile gestione, perché ad alto rischio contaminazione per chi lo eseguiva.

Il quadro clinico dei pazienti di solito si aggravava rapidamente nelle prime dodici ore di ricovero, quando ancora si attendevano gli esiti di diverse analisi. Possiamo paragonare chi si ammala di Covid-19 con sintomi gravi a una lampadina che si brucia: tra il momento in cui la lampadina inizia a sfarfallare e quello in cui non si accende più, a volte trascorre solo qualche istante. Non è una malattia che logora negli anni: il SARS-CoV-2 entra nell'organismo, si diffonde velocemente e, se provoca una polmonite interstiziale, si traduce in un quadro clinico molto impegnativo, in alcuni casi devastante.

In assenza di una cura riconosciuta, giocavamo di strategia. Puntavamo al contenimento e, successivamente, alla regressione. E procedevamo per tentativi, costretti a prendere decisioni critiche in pochissimo tempo. Abbiamo capito molto presto che l'eparina, come anticoagulante, poteva essere una buona terapia. Di per sé non si trattava di niente di rivoluzionario, ne viene usata moltissima tutti i giorni in ospedale: è stato però fondamentale comprendere che contrastava il rischio di tromboembolia causata dal SARS-CoV-2. Lo zucchero, al contrario, era amico del virus, lo faceva moltiplicare: una dieta chetogenica, senza carboidrati e zuccheri, poteva indebolirlo. Abbiamo poi usato l'idrossiclorochina, un farmaco antimalarico e antireumatico, e il Remdesivir, che era già stato sperimentato in passato contro ebola.

Già il 17 marzo, primo in Italia, ho potuto annunciare la guarigione di un paziente dal Covid-19 grazie a una terapia a base di Remdesivir. Quella del Remdesivir è stata una battaglia vinta, personale e collettiva, nella guerra contro il Covid-19. Non ho calcolato i rischi di espormi: se si lavora per il bene del paziente, non per «sé» ma per «lui», non c'è critica che abbia un prezzo inaccettabile, perché l'esperienza mi ha insegnato che verrà compensata dalla gratificazione del risultato.

Credo nel fare e, come si dice, «chi fa sbaglia», ma è un rischio calcolato all'interno di una vasta operazione di salvataggio. Questa volta, al di là delle chiacchiere, i miei studi sono supportati da un'intuizione scientifica. E rafforzati da un altro fattore, perché, se mentre agisco sento un ronzio attorno a me, ho la conferma che la direzione presa è quella giusta. E qui c'era proprio uno sciame! *Frangar, non flectar*, dicevano i latini, «mi spezzerò ma non mi piegherò» davanti alle difficoltà. Che non sono solo quelle all'interno del reparto, ma anche nei rapporti con l'esterno per aggiudicarsi la possibilità di un farmaco innovativo o un nuovo macchinario all'avanguardia.

Il 9 maggio è arrivato dalla Gilead, l'azienda americana che produce il Remdesivir, il semaforo verde all'uso per i pazienti del San Martino. Poche settimane più tardi, il farmaco sarebbe stato approvato ufficialmente dalla Food and Drug Administration statunitense (FDA) per il trattamento da SARS-CoV-2, e poco dopo anche dalla European Medicines Agency (EMA).

Sono convinto che, nel trattamento del Covid-19, il Remdesivir sia e sarà come un «cambio gomme» e che abbia valore se usato molto precocemente (all'inizio dell'infezione e in futuro, forse, addirittura come somministrazione domiciliare) e per poco tempo, massimo cinque giorni, sufficienti per abbassare, e di molto, la carica virale.

Ma abbiamo anche avuto altre intuizioni vincenti: combinare il tocilizumab, un potente farmaco contro l'iperinfiammazione, con un altro fortissimo antinfiammatorio, il cortisone. Pochi mesi dopo abbiamo pubblicato sulla rivista scientifica «Plose One» i nostri dati su circa duecento pazienti: era stata una ottima idea, il cocktail di farmaci era stato in grado di ridurre la mortalità.

L'aspetto più terribile del virus è il suo evolversi in modo inaspettato, che lascia a chi lo contrasta la sensazione di essere un funambolo sul filo. Il SARS-CoV-2 è un gran bastardo, perché camaleontico, decisamente veloce, e spesso si camuffa, rendendo difficile individuarlo. Ma anche lui si è trovato davanti una variabile impazzita con cui fare i conti: la nostra forza di volontà, impagabile e incalcolabile.

C'era solo un modo per considerare guarito dal punto di vista virologico un paziente: due tamponi consecutivi effettuati a distanza di ventiquattr'ore l'uno dall'altro con doppio esito negativo. Era il riscontro che aspettavamo per settimane, dal primo ingresso dell'ambulanza. Alcune domande hanno risposte che arrivano solo in un preciso momento, né prima né dopo.

I pazienti continuavano a chiedermi: «Dottore, quando finirà?». Io, fino a quel doppio tampone negativo (che forse ci ha portato a tenere ricoverati troppo a lungo pazienti guariti clinicamente), avevo il dovere di non rispondere.

La *sindrome da distress respiratorio acuto* (ARDS) è un'insufficienza respiratoria determinata dall'accumulo di liquido nei polmoni e da un'ossigenazione insufficiente del sangue. Ne esistono di tre categorie: lieve, moderata e grave. In assenza di un intervento medico tempestivo la gran parte dei pazienti con sindrome da distress respiratorio acuto non sopravvive.

La *polmonite interstiziale acuta* è una malattia polmonare definita da un danno alveolare diffuso di tipo produttivo. L'elemento caratteristico è un edema dei setti alveolari importante, con infiltrazione di cellule infiammatorie e proliferazione dei fibrolasti. La mortalità è superiore al 60%, il decesso solitamente causato da insufficienza respiratoria.

Fonte: MSD Manuals

7

Una Pasqua in corsia

Colomba e uova di cioccolato

Il protocollo d'emergenza di marzo firmato dal governo Conte – quello che aveva istituito il lockdown, con la chiusura di tutte le attività produttive non essenziali e l'obbligo per la cittadinanza di restare in casa – doveva essere valido fino al 3 aprile. Ma è stato prorogato fino al 13. E poi è stato prorogato di nuovo, fino al 3 maggio. Il SARS-CoV-2 era troppo diffuso tra la popolazione italiana, non era possibile allentare le misure di contenimento dell'epidemia.

In quella che verrà ricordata come una delle primavere più miti e assolate degli ultimi anni, gli italiani hanno sperimentato una Pasqua inedita. Niente gite fuori porta e tuffi al mare, niente scampagnate in collina o picnic in campagna, annaffiati da un buon vino e qualche risata.

Chiusi nelle proprie abitazioni, impauriti, senza famigliari e senza amici, gli italiani hanno mangiato una triste colomba, affacciandosi al balcone e guardando i vicini di casa come ci si guarda allo specchio. In solitudine.

Anche la nostra Pasqua è stata simile a tutti gli altri giorni di quell'emergenza: lottavamo in corsia. Con una toccante e commovente differenza: Giovanni Ucci ha accolto il cardinale Angelo Bagnasco, che ha scelto di celebrare, in perfetta solitudine, la messa nella chiesa del nostro ospedale. Voleva essere vicino a chi soffre. Ci siamo affidati anche alle preghiere, perché ci aiutassero a cercare la miglior cura per il Covid-19.

Qualche giorno prima, ci era stato recapitato un enorme uovo di cioccolato. Alto quasi quanto me e avvolto in una carta colorata a fiori blu e rosa. È stato un bell'impegno, per me, per la mia squadra, e per Giovanni Toti, che ci aveva fatto visita proprio quel giorno, soltanto aprirlo. Erano momenti come questo che mi facevano ricordare che, pur nell'emergenza, rimanevamo esseri umani.

Abbiamo condiviso quella strana routine pasquale con i pazienti, portando loro un po' di cioccolato o un pezzetto di colomba. Pure a quelli che in cartella clinica avevano appuntato «dieta chetogenica senza zucchero e carboidrati». Siamo medici, certo, ma in situazioni come queste un piccolo gesto può essere utile per tirare su il morale di chi è ammalato. E il morale è importante per rispondere bene alla cura.

Il piano -1 del Policlinico San Martino

Il Policlinico San Martino aveva un esercito di oltre cinquemila persone, che ha saputo mettersi al servizio della comunità con professionalità e spirito di sacrificio. Il direttore Ucci è convinto che questa sia una caratteristica – e un punto di forza – di noi italiani, e io concordo: nelle emergenze diamo il meglio di noi.

Penso agli imprenditori con gli stabilimenti chiusi, alle casalinghe che sono comunque riuscite a mettere insieme il pranzo con la cena per i figli, alle famiglie in cassa integrazione, ai commercianti con le saracinesche abbassate. Il Covid-19 non ha causato solo una drammatica emergenza sanitaria, ma anche un'ingente crisi economica. Ma sia fuori sia dentro gli ospedali si vince e si perde solo in un modo: *insieme*.

Così era al piano -1 e al -2 del padiglione di Malattie Infettive, l'ala che abbiamo interamente dedicato ai pazienti Covid-19. Trentanove posti, distribuiti su due piani: da inizio marzo, era un incubo di letti pieni.

Noi medici eravamo divisi in squadre, in modo da «esserci il più possibile» per i pazienti. Non volevamo che si ritrovassero da soli: né davanti a una crisi respiratoria né davanti a un piccolo miglioramento. Non sempre ci riuscivamo, ma ci provavamo. Al piano -1 c'erano Chiara Dentone e il dottor Emanuele

Delfino. Dovevano gestire ventiquattro posti letto, tutti pazienti gravi.

Servivano occhi di vedetta che monitorassero la situazione ventiquattr'ore su ventiquattro. Sono stati quelli di Federico, Laura, Rachele, Chiara, gli specializzandi assegnati al -1 tra tutti quelli arruolati dal Policlinico per fronteggiare l'emergenza. Si sono dimostrati molto più che soldati semplici. Tutti tra i ventisei e i ventinove anni, non si sono fermati davanti a niente. Né problemi tecnici né difficoltà emotive: il loro è stato un battesimo del fuoco.

Eppure, quando si lavora vicino al limite, è inevitabile che, in un giorno più duro degli altri, quel limite lo si raggiunga. È successo a uno di quei quattro ragazzi, quando ha dovuto comunicare la morte di un paziente ai suoi famigliari.

Non sapeva come comportarsi. Chiedeva a quelli più esperti tra noi se c'era un modo migliore di un altro per dare la notizia che nessuno è pronto a sentire. Soprattutto senza un ultimo saluto, come accadeva con il Covid-19, terribile malattia che impedisce i contatti non solo con chi è vivo ma anche con chi è morto.

Abbiamo detto allo specializzando che non esiste un corso di formazione per queste cose. Bisogna solo provarci: il dolore ti mette alla prova e poi ti lascia vivo. Diverso, ma vivo. Alla fine ha superato anche quel momento difficile. Sono certo che sarà un buon medico.

Il professor Antonio Di Biagio: HIV e SARS-CoV-2

Le comunicazioni tra noi dottori erano asciutte e telegrafiche: «Metti», «togli», «aumenta», «modifica terapia», «sei d'accordo?», «procedo». Marziali: servivano a scansare le granate per continuare a soccorrere i feriti. Nei corridoi, per la fretta quasi non riconoscevo i miei colleghi. Neppure il dottor Antonio Di Biagio, con cui avevo condiviso banco e lezioni all'università.

Antonio è un amico, insieme abbiamo attraversato diverse emergenze personali e professionali. Ma, soprattutto, è un ottimo infettivologo. Più volte, a quattr'occhi, abbiamo analizzato il SARS-CoV-2: non ha una mortalità esponenziale, ci dicevamo, ma è veloce, dannatamente veloce. Cominciavamo a capire, però, che il lockdown funzionava. Il virus si stava indebolendo, perché non riusciva a trovare sufficienti persone che lo ospitassero, non abbastanza per potenziarsi. Bisognava continuare su questa strada.

Il professor Di Biagio ha dedicato parte della sua carriera alla cura dell'HIV. L'AIDS è una malattia subdola, che ha negato ai pazienti per anni anche la compassione: ce ne sono voluti almeno trenta per convincere la gente che non si trasmette con le carezze. Nel tempo, ho visto il mio amico accarezzare sempre il volto ai suoi pazienti positivi all'HIV, auscultargli il torace senza guanti, stare accanto a loro in ogni situazione. Tutti gesti che non abbiamo potuto fare con i malati di Covid-19, proprio a causa dell'altissimo grado di trasmissibilità.

Anche Antonio non ha visto la sua bambina per settimane e settimane. Quando, alla fine dell'emergenza, l'ha riportata a casa con lui, dopo averla lasciata dai nonni in isolamento, ha sentito i vicini dire con sollievo: «Il dottore è venuto a prendere la figlia, vuol dire che la guerra sta per finire».

La dottoressa Emanuela Barisone: un monolite con un sorriso

La dottoressa Emanuela Barisone è stata un altro faro in questa navigazione con il mare in tempesta – forza nove, dieci, undici. È la direttrice facente funzione del reparto di Pneumologia di indirizzo interventistico – Malattie dell'apparato respiratorio, un nome difficile che presenta bene la complessità della materia.

La persona giusta nel posto giusto: a lei sono stati affidati i pazienti che presentavano sintomi Covid-19 di «media intensità», tutti coloro che la malattia ha torturato con una vastissima gamma di disturbi respiratori, dal medio al grave. Prima dell'emergenza, la dottoressa Barisone aveva in cura venti pazienti, adesso ne visitava cento ogni giorno. Un numero cinque volte maggiore.

«Emanuela, sembri un sole quando entri»: così la salutavano i colleghi, nei giorni più bui. Attimi di leggerezza che duravano giusto il tempo di un sorriso, prima di bardarci dalla testa ai piedi e iniziare il giro delle visite.

Durante uno dei soliti viavai di barelle, le è arrivata una telefonata: «Sto arrivando, sto male».

Era la voce del suo mentore, il suo professore dell'università. Stava per essere ricoverato proprio al San Martino.

Le condizioni del professore erano gravi e l'hanno mandato da me, alle Malattie Infettive. Ogni giorno, all'alba o al tramonto, dopo aver curato tutti i pazienti del suo reparto, Emanuela spuntava nel mio padiglione, dietro al vetro di protezione della camera di isolamento dove era ricoverato il professore. Aveva ancora un sorriso per lui, forse l'ultimo della giornata, prima di andare a casa. Entrambi vivevano quell'incontro con la trepidazione di un vero appuntamento. Di tutto parlavano, tranne che della malattia.

«Come stanno i bambini? Sei riuscita a sentirli?» diceva il professore dal suo lettino.

E lei rispondeva con l'interfono: «Li sento, ma mi manca il loro profumo».

«Io invece sono preoccupato per mia moglie. Da giorni non ho la forza nemmeno per digitare un messaggio, sarà in apprensione.»

Non aveva molto tempo, ovviamente, per trattenersi con lui. Ma bastavano poche parole per creare uno straordinario contatto umano.

Il sorriso che riservava al professore era lo stesso che rivolgeva a tutti gli altri pazienti. Era un monolite. Ma, come tutti noi, portava addosso i segni dello «schifo» – così lo chiamava lei – che affrontava. I decessi dei suoi pazienti, anche dieci persone al giorno, una dietro l'altra, e non certo perché non lavorasse abbastanza. Salvare centinaia di persone non faceva dimenticare un letto rimasto vuoto per motivi che niente avevano a che fare con la guarigione.

Soprattutto se si hanno patologie pregresse, il SARS-CoV-2 divora il corpo di chi lo ospita. Per questo ha la fama del mostro. Quando si guarda una lastra al torace, ha l'aspetto di una nuvoletta nel polmone, come un vetro smerigliato. Ma ogni volta che si respira, diventa pesante come piombo.

Tutte le sere, Emanuela si abbandonava a lunghi pianti liberatori. Le sue lacrime uscivano fuori solo dopo aver lasciato l'ospedale, dopo aver chiuso dietro le spalle la porta di una casa affittata in gran velocità vicino al Policlinico. Anche lei ha scelto di autoisolarsi, per non rischiare di mettere in pericolo la sua famiglia. Non ha visto per tre mesi i suoi figli – nove e undici anni –, mentre il marito li accudiva per due.

Quante storie fotocopia. La solitudine è stata la nostra compagna di viaggio.

Angelo Gratarola: la medicina che compra del tempo

L'ultima cosa che alcuni pazienti hanno visto erano gli occhi del loro rianimatore. Il medico che addormentava e che risvegliava i pazienti più gravi, quello che ne sospendeva la coscienza. Angelo Gratarola, oltre a dirigere il dipartimento di emergenza dell'ospedale San Martino ed essere il coordinatore regionale delle emergenze, è prima di tutto anestesista e rianimatore.

«La terapia intensiva è quella parte della medicina che compra del tempo»: così Angelo descrive il suo lavoro, esercitato sempre su una linea sottile tra la vita e la morte, con l'equilibrio del funambolo. «Sospendiamo il giudizio della natura. E facciamo tutto il necessario perché questo giudizio venga modificato.»

La terapia intensiva, infatti, dà supporto a un organismo che, da solo, non riuscirebbe più a sopravvivere. Possiamo pensarla come una «fase di sospensione», in cui viene concesso un piccolo vantaggio al sistema immunitario del paziente, nell'attesa che ritorni a fare la sua parte, poiché la risposta individuale rimane il più potente farmaco in assoluto.

Ed era proprio la terapia intensiva il campo di battaglia dei rianimatori, che seguivano il paziente grave fin dal momento del suo arrivo al pronto soccorso. Quei malati di Covid-19 che, il più delle volte, anche una volta curati e poi dimessi, avrebbero portato per sempre cicatrici e fibrosi nel polmone. L'organo colpito non sarebbe mai tornato funzionante al cento per cento.

Parlando con Angelo, le poche volte che avevamo il tempo per farlo, tornava spesso il concetto di «appropriatezza» delle cure, una parola che suonava fin troppo patinata nella bufera di una pandemia, ma che invece era il faro da non perdere proprio durante la notte più buia.

«Noi medici che cosa possiamo fare?» diceva Angelo. «Cerchiamo di garantire le cure più appropriate. Che non vuol dire tentare sempre il tutto e per tutto. Dobbiamo sapere quando è giusto continuare ma anche saper desistere, se è necessario. Ed è questa la cosa più difficile.»

Le due parole guida di Angelo erano, appunto, «fare» e «desistere». Soprattutto in terapia intensiva, infatti, bisognava sempre prevedere – o almeno provare a farlo – le conseguenze sul paziente di qualsiasi nostra decisione.

«Se intubo un uomo di novantacinque anni perché così prevede un certo protocollo non sto agendo nell'intento di salvargli la vita» continuava Angelo. «Fare quello che è tecnicamente possibile non è sempre la scelta più appropriata. Noi medici siamo scienza, coscienza ed esperienza. E dobbiamo prendere le decisioni sempre tirando in causa questi tre aspetti. Altrimenti basterebbe attaccare i pazienti alle macchine per procura.»

Sono d'accordo con lui. Anche nel pieno dell'emergenza, quando non avevamo il tempo nemmeno per guardarci allo specchio, non ci siamo mai dimenticati che i nostri pazienti erano esseri umani che si stavano affidando a noi e alle nostre scelte.

Questo era ancora più vero per i malati in terapia intensiva, sub-intensiva o nei nostri reparti «cascati», donne e uomini che non potevano più svolgere le attività fisiologiche in autonomia. Il disturbo comune a tutti era l'incapacità di interpolazione tra ossigeno e anidride carbonica e l'unica soluzione, giunti a quel punto, era intubarli. Il «tubo» per i Covid-positivi era un paracadute durante una caduta libera: evitava lo schianto immediato, ma non permetteva di prevedere dove e quando si sarebbe atterrati. L'anestesia, invece, era come un volo, in cui i momenti più delicati erano il decollo e l'atterraggio.

Prima di essere addormentati, i pazienti gravi chiedevano agli anestesisti di inviare per loro un messaggio a un certo numero di cellulare. Erano telegrafici, poche parole d'addio o un arrivederci promesso, addirittura giurato. Sapevano che il loro era un viaggio da cui non avevano certezza di tornare. Ma la soddisfazione più grande era vederli aprire di nuovo gli occhi, a volte molti giorni più tardi: il loro corpo aveva combattuto e vinto la battaglia più importante. Non tutti hanno avuto questa fortuna.

Quelli che ce la facevano erano persone che avevano toccato la morte con la mano e che erano tornate indietro. Avevano negli occhi lo sguardo di chi sa di essere un sopravvissuto. Dopo esser passato attraverso l'esperienza del Covid-19 nelle sue forme più acute, l'uomo che si risvegliava dall'anestesia non era la stessa persona che era stata prima di addormentarsi. Ripartire è un lungo lavoro di elaborazione. La perdita dei chili. La debolezza, del proprio corpo e della propria psiche.

Angelo ricorda un paziente in particolare. Era negativo da tempo alla malattia, ma non abbiamo potuto riportarlo subito alla coscienza perché il suo corpo ancora non era pronto. Abbiamo dovuto tenerlo sedato e aspettare. Quando finalmente è giunto il momento, c'era con lui la figlia, una giovane universitaria.

L'uomo ha aperto gli occhi, ha riconosciuto la ragazza davanti a lui. «Hai fatto l'esame?» sono state le prime parole che ha detto.

«Sì, papà, a marzo» ha risposto prontamente lei. «Adesso però è luglio.»

Un'esistenza congelata, vissuta in un'intercapedine.

Il battaglione amministrativo

La trincea non è stata solo in corsia. Ci sono stati battaglioni e capitani che non hanno avuto la giusta gloria. Ovviamente, penso innanzitutto a tutto il settore della logistica, guidata dal direttore amministrativo

Salvatore Giuffrida. È stato Salvatore, in quei giorni terribili, a procurarci i dispositivi di protezione di cui avevamo assoluta necessità. Senza di lui, noi medici avremmo combattuto a mani nude, finendo per ammalarci e per metterci fuori gioco ancor prima di scendere in campo.

Anche Pietro Pisano, il nostro ufficio stampa, merita più di un accenno: non si è fermato neppure quando sua madre si è ammalata, proprio di Covid-19. Preparava ogni giorno i report con i numeri, i grafici, le tabelle. Ogni numero era un posto letto, non poteva sbagliarsi. Era necessario che le informazioni in entrata e in uscita dal Policlinico fossero sempre corrette. Noi dovevamo sapere con certezza la progressione della malattia e i cittadini avevano il diritto di conoscere ciò che succedeva tra le mura del nostro ospedale. Qual era la situazione *reale*. Pietro in questo è stato un filtro essenziale: ha tutelato il nostro lavoro e placato l'apprensione di chi stava fuori. Non ha mancato di rispondere a una sola chiamata.

Un altro telefono bollente è stato quello di Enrica, la mia segretaria, un termine molto riduttivo per il suo ruolo. Ci conosciamo da anni. Il nostro rapporto è fatto di poche parole, come tutti i rapporti autentici.

Quando noi del personale sanitario abbiamo cominciato a correre veloci, in maniera frenetica, Enrica si è messa a osservarci. Bastava la sua presenza per darci supporto. Ricordo una sua frase generosa: «Io sono qui. Per qualunque cosa serva alla clinica o a te».

Io sono qui.

Una frase semplice. Ma, in certe situazioni, esserci è l'unica cosa che conta.

Io ed Enrica ci siamo presi in giro più volte, nel corso delle nostre brevi pause caffè, ironizzando su come l'emergenza ci avesse fatti dimagrire. L'ultima risata davanti alla macchinetta la facevamo sognando una vacanza, quando tutto fosse finito. Spesso è stata Enrica a pensare al nostro pranzo, a ricordarci persino che dovevamo mangiare. Credo però che la sua fosse più che altro una scusa, un modo per guardarci in faccia e capire se stavamo bene, senza dovercelo domandare apertamente.

Un barlume di speranza

Le riunioni quotidiane, quella delle 8 e quella delle 12, erano scandite proprio dal caffè di Enrica. E noi, come al solito, parlavamo veloci e correvamo via indaffarati, inseguendo sempre una nuova emergenza. Aprile era trascorso in una bolla di frenesia, determinazione e adrenalina. Eppure qualcosa cominciava a cambiare. A poco a poco, nel corso delle nostre riunioni, ci accorgemmo che i posti letto liberi in terapia intensiva cominciavano ad aumentare, che i nuovi ricoveri erano inferiori alle dimissioni. Non esultavamo né abbassavamo la guardia. Ne prendevamo atto. Studiavamo il fenomeno. Consapevoli che dovevamo restare vigili, all'erta.

Il 24 aprile abbiamo annunciato una decisione dal grande valore simbolico. Il reparto di terapia intensiva supplementare del San Martino, che nei giorni più difficili aveva ospitato fino a settantasette pazienti in ventilazione assistita, sarebbe stato chiuso. L'avevamo allestito in fretta e furia all'inizio dell'emergenza esclusivamente per ospitare i pazienti Covid-19 in sub-intensiva, l'anticamera del ricovero più grave. Sembrava un miracolo essere riusciti a organizzarlo in così poco tempo (solo una settimana) e adesso sembrava un miracolo poterlo chiudere, perché non serviva più. Dopo aver ospitato in totale duecento pazienti. Quell'ampio open space, chiamato da tutti «il fagiolone» per via della sua forma, sarebbe tornato alla sua funzione originaria: laboratorio di Anatomia Patologica.

Due giorni dopo, la sera del 26 aprile, il presidente del Consiglio Giuseppe Conte ha per la prima volta parlato ufficialmente di «Fase 2». Una locuzione che tutti noi avremmo cominciato a conoscere bene, nelle settimane successive: una graduale attenuazione delle restrizioni. A partire dal 4 maggio gli italiani avrebbero potuto uscire di casa e visitare i «congiunti», altro termine entrato con prepotenza nel nostro vocabolario. Avrebbero riaperto le attività commerciali, inizialmente solo alcune, poi via via tutte le altre. Gli obblighi erano, com'era giusto che fosse, ancora ingenti – distanza interpersonale, assoluto divieto di assembramenti… –, ma, paragonati ai due mesi e mezzo che avevamo vissuto, queste novità parevano entusiasmanti.

La guerra continuava, ma si era acceso il primo barlume di speranza. I nostri soldati avevano contenuto l'avanzata del nemico: ora combattevamo in parità numerica.

La sera dell'11 marzo il presidente del Consiglio Giuseppe Conte annuncia le misure prese dal governo per contrastare l'epidemia di Covid-19. A partire dal giorno successivo, il lockdown, già in essere in alcune zone del Paese, viene esteso a tutto il territorio nazionale. Resta in vigore fino al 4 maggio, quando le prime restrizioni vengono attenuate.

«È importante essere consapevoli che abbiamo cominciato da poco a cambiare le nostre abitudini, l'effetto di questo nostro grande sforzo potremo vederlo solo tra poche settimane, un paio di settimane.
Nessuno quindi deve pensare che già domani, nei prossimi giorni, potremo misurare l'impatto di queste misure. Per avere un riscontro dovremo attendere un paio di settimane. E questo è molto importante, quindi lo voglio dire: se i numeri dovessero continueranno a crescere – cosa niente affatto improbabile – non significa che dovremo affrettarci a varare subito nuove misure. Non dobbiamo fare una corsa cieca verso il baratro, dobbiamo essere lucidi, misurati, rigorosi, responsabili.»
[...]
«E voglio dirvi un'ultima cosa: se saremo tutti a rispettare queste regole, usciremo più in fretta da questa emergenza.
Il Paese ha bisogno della responsabilità di ciascuno di noi, della responsabilità di sessanta milioni di italiani che quotidianamente compiono piccoli e grandi sacrifici. Per tutta la durata di questa emergenza. Siamo parte di una medesima comunità.

Ogni individuo si sta giovando dei propri ma anche degli altrui sacrifici. Questa è la forza del nostro Paese, una "comunità di individui" come direbbe Norbert Elias.
Rimaniamo distanti oggi per abbracciarci con più calore, per correre più veloci domani. Tutti insieme ce la faremo.»

Fonte: Governo italiano – Presidenza del Consiglio dei ministri

8
Una tigre diventata gatto selvatico

La fine dell'emergenza

Pasqua è stata l'apice dell'emergenza. Uova donate in carte colorate arrivavano di ogni dimensione in corsia. L'Italia intera ci ha chiamati eroi, dalle finestre delle case scattavano gli applausi per noi della prima linea e dai balconi spuntavano i tricolori. Sulle pareti esterne degli ospedali, e anche del nostro pronto soccorso, venivano affissi striscioni che ci ringraziavano e ci sostenevano. In quei giorni, avevamo il gusto di disinfettante persino in bocca.

La prima ondata del virus ha fatto una tragica selezione colpendo le persone più deboli e più vulnerabili. L'età media dei decessi in Italia per Covid-19 è stata di ottantuno-ottantadue anni: gli anziani sono i meno attrezzati per affrontare un'epidemia.

Uno dei problemi principali è stato che non eravamo preparati. Non lo era la popolazione e non lo erano molti ospedali. Mancavano anche punti di riferimento chiari: le istituzioni hanno lanciato segnali contrastanti e il personale sanitario è stato lasciato solo, a inventarsi di volta in volta una strategia da adottare. In tante regioni è mancato il dialogo tra i dottori di medicina generale, le ASL e gli ospedali, con il risultato che in molti sono andati avanti in ordine sparso. Solo il 20% dei malati necessitava effettivamente del ricovero ospedaliero, gli altri dovevano essere curati a casa, in rigoroso isolamento domestico. Eppure, la gran parte di questi malati con sintomi più lievi, nel dubbio, si faceva portare in ospedale: anche per questo motivo il sistema sanitario ha sfiorato il collasso. Si è arrivati all'asfissia dei pronto soccorso.

Verso la fine di aprile abbiamo cominciato a registrare un calo di passaggi in ospedale. Meno ricoveri. E i pazienti erano sempre meno gravi. A poco a poco abbiamo chiuso una, due, tre terapie intensive. Il 7 maggio, per la prima volta dopo sessanta giorni, al San Martino non abbiamo registrato decessi da Covid-19.

La riapertura del Paese e il calo dei contagi

Le due settimane dopo la fine del lockdown erano le più delicate. La ripresa, seppur parziale, delle attività ha portato a un aumento della circolazione dei cittadini e degli scambi interpersonali, di conseguenza il virus poteva trovare un terreno più fertile per la sua diffusione. Il tempo medio di incubazione del SARS-CoV-2 è tra i quattro e i sei giorni, quindi ci davamo come limite metà maggio per analizzare i primi dati con cognizione di causa. Erano in molti a paventare e a minacciare un aumento incontrollato del numero di contagiati e di malati. Non è andata così. Il 15 maggio è arrivato e nessun dato nazionale indicava una crescita. Per quanto riguarda il Policlinico San Martino, tra il 16 e il 21 è venuto solo un paziente.

Già in quel periodo noi della prima linea abbiamo avuto la sensazione che qualcosa fosse cambiato. Non soltanto c'erano meno ricoveri, ma era diversa anche la tipologia di paziente che necessitava di cure ospedaliere. Presentava un quadro clinico meno grave, come se il virus avesse perso forza, come se non fosse lo stesso nemico inarrestabile che sembrava essere due, tre mesi prima. Erano solo sensazioni, non avevamo la prova scientifica. Oggi invece esistono degli studi che sembrano confermare la nostra prima impressione.

In ospedale restavamo vigili, pronti a combattere nel caso di una nuova, improvvisa avanzata del virus. Ma eravamo ottimisti. Tutti i dati ci dicevano che il peggio era passato e che bisognava sforzarsi di tornare alla normalità. C'era bisogno, per esempio, di cominciare a fare chiarezza con assoluto rigore scientifico sulle terapie per il Covid-19. Nei mesi precedenti, in mezzo alla burrasca, non ne abbiamo avuto il tempo. Siamo stati costretti a utilizzare molto empirismo, sperimentare cocktail di farmaci e altri presidi, la cui efficacia e sicurezza erano basate su studi aneddotici. Lo abbiamo fatto tutti e credo fosse eticamente corretto: di fronte a un problema nuovo e in una situazione di emergenza, per il bene del paziente tutto è concesso.

Ora che la situazione era più tranquilla, i pazienti dovevano essere trattati all'interno di studi clinici controllati e autorizzati dagli enti preposti. Era necessario che il tempo dell'emergenza e dell'improvvisazione terminasse presto, e c'era bisogno di tutta la migliore disciplina scientifica: studi ampi, prospettici e randomizzati (come si definiscono nel gergo medico-scientifico), insomma, rigorosi. In modo da essere preparati al meglio, nel malaugurato caso che il nemico rialzasse la testa.

Nel frattempo, il piano di riapertura delle attività commerciali continuava. Il 18 maggio sono tornati al lavoro bar e locali, i tanto temuti luoghi di assembramento che già allora catalizzavano un'eccessiva attenzione da parte dei media. I giovani cominciavano a essere additati come possibili untori. Di nuovo si è parlato del possibile aumento dei casi. E, di nuovo, non è andata così.

Nell'analizzare quei dati sempre più incoraggianti, bisognava tenere presente una considerazione importante. Lo scopo di un virus, qualunque esso sia, non è uccidere l'ospite che infetta (perché così facendo morirebbe pure lui, rischiando di scomparire). È quello di sopravvivere adattandosi all'ospite stesso. I virus hanno una loro intelligenza. E cambiano veste, mutano con frequenza proprio per adattarsi agli organismi che attaccano.

Questo è probabilmente ciò che stava capitando al SARS-CoV-2. Si stava adattando a noi, stava perdendo virulenza e forza, perché di forza quando si è presentato ne aveva tanta, e l'abbiamo tastata con le nostre mani. Ci trovavamo davanti a una malattia meno aggressiva e meno letale. Ai miei figli l'ho spiegata così: a marzo e ad aprile il Covid-19 era una tigre assassina, alla fine di maggio un gatto selvatico addomesticabile.

Se perdeva forza, il virus poteva stare con noi. E noi con lui. Potevamo coabitare, senza che gli effetti della malattia incidessero sul sistema sanitario. Senza cioè bisogno di ricoveri e cure particolari per guarire. Non dimentichiamoci che a farci giustamente paura erano stati i ricoveri ospedalieri, i pazienti altamente sintomatici e gravi. La carenza di posti in terapia intensiva. I contagi di maggio erano invece per lo più asintomatici o paucisintomatici. Preoccupavano meno, molto meno, anche se dovevano avere ovviamente una giusta attenzione da parte del sistema di prevenzione e tracciamento.

Non condividevo i toni allarmanti che spesso sentivo sui media e cercavo di combatterli come potevo. Con i numeri e con la mia esperienza clinica, con ciò che vedevo ogni giorno in ospedale. Bisognava per esempio assolutamente smettere di chiamare «malati di Covid-19» i soggetti asintomatici con tampone positivo. Era sbagliato dal punto di vista medico, microbiologico e infettivologico. Bisognava piuttosto definirli «portatori asintomatici di SARS-CoV-2». Potevano contagiare gli altri, sempre che avessero sufficiente carica virale, ma non costituivano un'emergenza sanitaria. Era giusto farli stare in quarantena, ma senza proclami né riflettori. Un po' più di privacy in questo contesto non avrebbe guastato. Abbiamo fatto tanto negli ultimi vent'anni per garantirla a tutti i nostri pazienti, e ora mi sembrava che qualcuno se lo fosse dimenticato...

Via via che ci inoltravamo nel mese di giugno, le giornate si facevano più calde, le persone prendevano coraggio e organizzavano le prime gite, qualche giorno di meritata vacanza dopo quel periodo terribile che tutti noi avevamo vissuto. E i dati miglioravano. Vertiginosamente. In tutta Italia. Il 24 giugno al San Martino abbiamo festeggiato il primo giorno senza pazienti Covid-19 in terapia intensiva. Erano trascorsi solo tre mesi dalla drammatica notte in cui non c'era più un posto libero in qualsiasi terapia intensiva della Liguria: sembrava passata una vita intera.

Con l'arrivo dell'estate, è stato ormai chiaro che il tanto temuto «rimbalzo» causato dalla fine del lockdown non c'è stato. Nonostante il gran numero di catastrofisti e pessimisti che lo avevano profetizzato. Sbagliando.

Il giorno che tutti stavamo aspettando

La mattina del 9 luglio 2020 abbiamo dimesso l'ultimo paziente Covid-19. Per la prima volta dal 24 febbraio nessun paziente positivo al SARS-CoV-2 si trovava ricoverato al Policlinico San Martino. Anche il nostro ospedale era diventato Covid-free! Era la giornata che tutti stavamo aspettando. Ed era una giornata di sole, presagio di buone notizie, un giovedì finalmente diverso, dopo quelli fotocopia che si rincorrevano da mesi.

Mi sono tolto il camice e ho goduto per un istante di una sensazione che volevo registrare: mi sono guardato allo specchio del bagno dell'ospedale, ho fatto una smorfia con la bocca che svelava un pizzico di soddisfazione. Rivedevo tutto come se davanti a me scorresse un trailer. Era la prima volta che mi fermavo a pensare a qualcosa da fare per me.

Pochi istanti dopo ero sullo scooter che puntava dritto verso casa. Ho preso la mia famiglia e siamo saltati in auto. Fino a quel momento c'ero stato per tutti: pazienti, colleghi, giornalisti, istituzioni, gente comune. Il prezzo da pagare è stato perdere porzioni di vita famigliare. Chiara mi ha sorriso e, senza chiedere dove stessimo andando, aveva comunque messo un costume per ciascuno in valigia. Sapeva che avrei scelto il mare.

Poco dopo eravamo tutti e quattro a guardare il tramonto, il sole che scompariva piano piano nascondendosi dietro il profilo delle Cinque Terre. La natura attorno a noi ci guardava indifferente, non sapeva nulla di quello che era successo. Io avevo nella mano destra uno spritz arancione come le tinte del cielo, i miei figli bevevano un analcolico con la cannuccia. Ero felice. Mia moglie ci guardava, la resa del Covid-19 le stava restituendo la sua famiglia. Era il primo, piccolo passo sulla lunga strada verso la normalità.

E se ero pienamente cosciente che la nostra guerra non era finita, quell'attimo di vita mi permetteva di pensare che qualsiasi cosa fosse ancora accaduta mi avrebbe trovato pronto per affrontarla. Finché al mio fianco avrò la mia famiglia, che è una matrice che genera forza, sarà sempre così.

Alcuni numeri del reparto Malattie Infettive del Policlinico San Martino durante la prima fase dell'emergenza sanitaria.

Ricovero del primo paziente Covid-19: 24 febbraio 2020.

Dimissione dell'ultimo paziente Covid-19: 9 luglio 2020 (in seguito ci sono stati altri ricoveri, sia ad agosto che a settembre).

Giorni consecutivi di attività emergenziale Covid-19: 136.

Numero totale di pazienti Covid-19 ricoverati: 337 (239 uomini, 98 donne).

Numero di pazienti contemporaneamente trattati con casco da ventilazione (CPAP): 38.

Paziente Covid-19 ricoverato più giovane: 25 anni.

Paziente Covid-19 ricoverato più anziano: 92 anni.

Team di Malattie Infettive: 31 medici, 72 infermieri, 8 OSS.

Spazi della struttura di Patologie Complesse dedicati esclusivamente al Covid-19 durante l'emergenza: oltre 3500 metri quadrati e 51 posti letto.

Numero di pasti consegnati al reparto da parte di privati e attività commerciali della zona: oltre 10.000.

Dati aggiornati al 15 settembre 2020.

9
Il momento dei bilanci

Un foglio bianco

L'estate è ormai agli sgoccioli ed è giunto per me il momento dei bilanci. Non è semplice: mi trovo davanti a un foglio bianco e una nuova fase tutta da scrivere.

Cosa rappresenta il Covid-19 nella medicina? Da una parte c'è quello che abbiamo imparato, dall'altra c'è quello che abbiamo perso. A partire da tutti coloro che ci hanno lasciato, i caduti di questa guerra. Tra cui anche tanti, troppi colleghi.

Devo fare una cernita delle cose da raccontare, quelle da tenere per me, altre da metabolizzare.

Credo che oggi la priorità sia riempire questo spazio vuoto con un richiamo alla responsabilità, al rispetto e al senso civico.

Le malattie sommerse

C'è una profonda riflessione preliminare che non può più aspettare. Noi medici, in questi lunghi mesi, ci siamo dovuti dedicare solo a lui: il Covid-19. E tutti gli altri pazienti? Tutti gli altri malati dove sono finiti?

Ho pensato a loro ogni giorno, la loro mancanza in reparto mi preoccupava. Nessun ricovero per polmonite tradizionale da pneumococco, da legionella. Tubercolosi. Infezioni urinarie o della pelle. Qualsiasi altro virus o microrganismo sembrava scomparso. È evidente che questo non è possibile, i virus non spariscono da un giorno all'altro. La verità è che nel periodo dell'emergenza ci siamo focalizzati solo sul Covid-19, noi medici e clinici non abbiamo curato nessuna infezione diversa, non ci siamo soffermati su nessun'altra patologia.

Su questo fronte abbiamo perso. Il nostro sembrava un ospedale fantasma, sospeso nel tempo. Un girone infernale.

In qualche modo il Covid-19 ha preso sotto il suo nome ingombrante tutte le patologie del polmone, che ogni anno in Italia causano circa dodicimila morti. Ma, soprattutto, l'emergenza non ci ha permesso di dedicare tempo e cure a tutte quelle persone che soffrivano di malattie diverse: i pazienti oncologici, chi era affetto da problemi cardiocircolatori, chiunque avesse una patologia che considerava non grave finivano per non presentarsi neppure in ospedale. Un po' perché gli ambulatori erano chiusi, un po' – ne sono certo – per paura.

E allora quante vittime collaterali ha fatto e farà il Covid-19?

Penso a tutte le diagnosi tardive o mai effettuate, qualcuno riporterà danni gravi per queste lunghe attese. Chi ha avuto un problema al cuore con sintomi lievi e ha deciso di stare a casa propria, senza prenotare una visita, oggi come sta? Come starà tra una settimana, un mese, un anno?

Se vi sembra cosa da poco, forse non mi sono spiegato abbastanza bene. Tutto questo ha un prezzo che pagheremo.

I dottori di medicina generale, durante l'emergenza, non hanno visitato praticamente nessuno. Si sono aperte le porte a una medicina virtuale pericolosa, dove il paziente racconta per telefono i suoi sintomi e il dottore prescrive i farmaci senza visionare il malato. Ci abbiamo messo anni per insegnare ai nostri colleghi come usare gli antibiotici, e il Covid-19 in pochi mesi rischia di portarci indietro di un quarto di secolo.

Alzi la mano chi non ha avuto una facile prescrizione di antibiotico almeno una volta nella vita: per le classiche placche in gola, l'influenza, un po' di febbre, o addirittura a uso precauzionale. L'Italia è in cima alle classifiche per l'uso smodato che ne viene fatto, e quando un medico non visita di persona il proprio paziente non c'è niente di più facile che prescrivere un antibiotico. Per ogni evenienza.

È sbagliato. L'antibiotico dovrebbe – anzi deve – essere l'*extrema ratio*. Assumerne troppo o senza reali necessità cliniche lo trasforma in acqua fresca. Così, quando ne avremo davvero bisogno, non svolgerà più il suo compito.

Dobbiamo rialzare l'asticella dell'attenzione. Il Covid-19 ci ha fatto abbassare la qualità dell'assistenza. I danni per la popolazione non sono solo economici – le attività commerciali chiuse, il commercio crollato – e psicologici – conseguenza del lockdown. C'è anche tutto il sommerso. Coloro che avremmo potuto curare e invece non abbiamo curato. I pazienti a cui non è stata data la dovuta assistenza, quelli rimasti senza terapia all'improvviso, da un giorno all'altro. Lo sa bene chi ha un malato a casa.

Convivere con il virus

Il SARS-CoV-2 ci ha tenuti in ostaggio per mesi. È un nemico che dobbiamo conoscere sempre meglio, per poter intervenire in modo efficace e con tempestività, qualora ce ne fosse bisogno. Non scompare per magia, non è quello che fanno i virus. Però si è depotenziato. Come ho detto, è un'intuizione che ho avuto già alla fine della primavera, all'indomani del periodo critico, e oggi ne sono ancora più convinto.

L'ho affermato pubblicamente molte volte, ben consapevole del peso delle mie parole. Che infatti hanno molto spesso infiammato polemiche.

Come faccio a dirlo? Guardando i dati. Più di quattromila erano i ricoveri in terapia intensiva ad aprile in tutta Italia, a metà agosto eravamo invece sotto i cinquanta complessivi. Alcuni studi convalidano questa possibilità, come quello del laboratorio dell'ospedale San Raffaele, che, confrontando i tamponi effettuati a marzo e aprile con quelli di maggio, giugno e luglio, parla di una carica virale nettamente più bassa nei secondi rispetto ai primi.

La curva dei contagi è salita veloce, il virus superstar si è goduto il clamore, poi è sceso senza applausi. Ma non si trattava solo di una riduzione del numero dei casi: le infezioni sono anche molto meno gravi, con ricoveri che arrivano alla spicciolata. Nella prima fase dell'emergenza, su cento pazienti dieci andavano diretti in terapia intensiva. Oggi pochissimi vengono intubati. Quindi il sospiro di sollievo è doppio: non solo per i numeri più bassi, ma per un virus meno distruttivo.

Da cosa può dipendere? Ci sono varie teorie. Il virus sembra mutato in meglio, sembra aver lasciato per strada un po' di virulenza, di quell'argento vivo che ha costituito la peggior minaccia per noi. Noi medici siamo diventati più bravi a gestirlo, ma anche i cittadini conoscono meglio i sintomi e sanno quando chiedere aiuto. Sicuramente il distanziamento fisico e l'applicazione delle norme igieniche – una delle precauzioni più importanti e su cui bisognerebbe insistere sempre – gli impediscono di saltare liberamente di bocca in bocca e di polmone in polmone.

Il SARS-CoV-2 potrebbe diventare un nostro compagno di viaggio, un parente stretto del comune virus dell'influenza. Ci sono altri quattro coronavirus, oltre al SARS-CoV e al MERS-CoV già conosciuti, che causano i peggiori «malanni di stagione».

Ma i tempi della medicina non sono quelli dell'attualità. È ancora presto per fare delle stime precise. Dobbiamo aspettare almeno la fine del 2020. A quel punto, sarà trascorsa l'estate, sarà tornato il temuto inverno, molte persone saranno state richiamate in ufficio, i nostri ragazzi a scuola, dove le finestre saranno chiuse e, se il virus fosse ancora in circolo e fosse lo stesso che avevamo imparato a conoscere, avrebbe la capacità di saturare l'aria di una stanza in quindici minuti. Entro capodanno avremo materiale sufficiente, studi ed evidenze scientifiche per tracciare i primi bilanci.

Nel frattempo, la resistenza è fatta di gestione. È necessario governare l'onda. Nulla senza manutenzione funziona: un'auto, una barca, una famiglia, un ospedale. Così è per la salute pubblica. Bisogna evitare che i risultati raggiunti vengano vanificati. L'onda era altissima in primavera. Noi siamo riusciti a ottenere quello che avevamo preventivato: farla allungare, in modo da renderla un po' più bassa, e così contingentarne l'impatto. La sanità, in quelle drammatiche settimane, era una barca spinta verso gli scogli da continue e ripetute onde anomale. A tratti si è infranta, su quegli scogli, com'è accaduto in Lombardia. Noi, in Liguria, abbiamo avuto il tempo di alzare le vele, e gli scogli li abbiamo sempre visti lontani.

È la contemporaneità dei ricoveri che bisogna evitare. Non è così importante conoscere il numero complessivo di persone positive al SARS-CoV-2, soprattutto se molte di loro sono asintomatiche, è fondamentale tenere sotto controllo la situazione degli ospedali. Sapere quanti malati Covid-19 vi sono ricoverati, quali sono le loro condizioni, come stanno, se sono in terapia intensiva o meno. Evitare a tutti i costi di finire nuovamente travolti dall'onda. In modo che possano essere garantite cure adeguate a tutti coloro che ne abbiano bisogno.

A partire dalla metà di agosto l'incremento giornaliero dei contagiati ha ripreso ad aumentare. Era preventivabile, a causa della maggior mobilità degli italiani in vacanza. Questo numero probabilmente continuerà a salire. Ma ora come ora non corrisponde, per fortuna, a un aumento del numero di malati Covid-19. Stiamo facendo giustamente molti più tamponi – il 29 agosto addirittura centomila in un solo giorno – e stiamo lavorando bene con il tracciamento. La percentuale dei positivi sul numero totale di tamponi effettuati continua a essere bassa, il che è sicuramente un buon segnale. Bisogna utilizzare cautela, ottimismo e buon senso. Applicare le misure che conosciamo: distanziamento, mascherine (quando indicato), igiene personale. Soprattutto, però, occorre evitare di farsi prendere dal panico.

Il virus non ci limita solo nel fisico. Lo vedo bene in questi giorni. Nonostante la buona situazione in cui versano i nostri ospedali e il fatto che il personale sanitario sia molto più preparato rispetto a qualche mese fa, vedo spuntare ovunque nuove paure. C'è chi evoca lo spettro di un altro lockdown, chi terrorizza la popolazione in diretta televisiva, chi non vuole mandare i propri figli a scuola. È una situazione particolare, lo capisco, come capisco che si possa cadere preda dell'ansia: in molti hanno conosciuto il volto peggiore del SARS-CoV-2 nei mesi scorsi, il suono delle sirene delle ambulanze per tutta la notte, i propri cari ammalati, in ospedale, senza una carezza sul volto. Tocca a noi specialisti rassicurare la popolazione e illustrare i dati con l'ottimismo che ci deriva dalla conoscenza.

È probabile che assisteremo a un aumento dei casi in autunno. Ed è quindi fondamentale che le persone reagiscano con lucidità. Ammalarsi di Covid-19 non vuol dire automaticamente finire in terapia intensiva, tantomeno morire. Dobbiamo spiegare alla gente, con calma e chiarezza, che cosa fare nel caso ci si ammali: stare a casa, avvertire il proprio medico, andare al pronto soccorso solo e soltanto in presenza di determinati sintomi. Così eviteremo una seconda ondata, ne sono sicuro.

Se invece continuiamo a terrorizzare la gente, come purtroppo spesso accade, in autunno-inverno rischiamo di trovarci davanti a una situazione difficile. Perché al primo colpo di tosse o al primo starnuto, molta gente si riverserà al pronto soccorso. E questo potrebbe essere un problema, soprattutto se si considera quanto è comune prendersi un semplice raffreddore a novembre.

Credo sia necessario diffondere un po' di ottimismo. Che non vuol dire negazionismo. Significa raccontare la verità: le evidenze scientifiche, allo stato attuale, ci dicono che il virus è meno aggressivo, che nella grandissima parte dei casi – il 99% o forse più – il paziente guarisce, che la letalità è molto bassa. E che noi professionisti della sanità siamo preparati. Abbiamo imparato molto in questi mesi e siamo pronti a combattere ancora meglio di quanto già fatto, con più ordine e disciplina. Con terapie sperimentate e protocolli approvati e rodati. Davanti a noi non abbiamo più un nemico sconosciuto. E questo fa tutta la differenza del mondo.

Fake news e prevenzione

Niente come il coronavirus è stato terreno fertile per le fake news. Ognuno si è sentito in grado di esprimere un parere scientifico sulla pandemia. Non importava il grado di preparazione del soggetto, bastava comparire per esistere. Ma quando si tratta di salute, bisogna imparare a filtrare e tacere.

La comunicazione deve essere gestita in maniera rigorosa dagli addetti ai lavori. I social, che spesso sono stati amici nella diffusione veloce di comunicazioni importanti, non devono diventare veicolo di trasmissioni infette. Perché l'«infodemia», l'epidemia delle informazioni, può radicarsi nell'uomo in modo, questa volta sì, incurabile. C'è stato chi riponeva ogni speranza nella spremuta d'arancia. La mia voce – ovviamente imitata – girava addirittura in alcune chat, dichiarando cose che non ho mai pensato sul 5G: bufale.

La tecnologia è essenziale e deve essere utilizzata per tracciare i contatti, avvenuti o presunti, in caso di nuovi focolai. Più celere e pervasivo è il tracciamento dei possibili infetti, più semplice sarà tenere sotto controllo l'epidemia. Più persone scaricano e utilizzano Immuni, più il *contact tracking* sarà svolto con efficacia. Non alzate la polemica della privacy, non voi che avete affidato tutti i vostri dati sensibili a un'applicazione per vedere che faccia avrete da vecchi.

Penso a quanto sia facile e pericoloso essere tratti in inganno. L'attenzione non solo ci tutela, ma evita anche di farci prendere in giro. La sigla CE, la marcatura della «conformità europea» per le merci, quando viene scritta con le due lettere leggermente più distanziate l'una dall'altra, cambia a nostra insaputa in «China Express». I dettagli fanno la differenza.

Come la distanza che c'è tra una mascherina che protegge effettivamente dal virus e una autoprodotta che lo fa solo credere, esponendo a rischi incalcolabili. C'è quella altruista: la chirurgica. Se la indossiamo tutti, protegge tutti.

Ci sono poi quelle professionali: le FFP2 e FFP3, che dovrebbero essere riservate agli operatori sanitari o a chi è certo di essere a contatto con una persona Covid-positiva. Devono essere utilizzate quando è indicato: in spazi chiusi o nel caso non sia possibile garantire il distanziamento interpersonale. Se invece vengono indossate in modo scorretto – con il naso scoperto – non servono a niente. Così come non servono a niente se sono portate troppo a lungo: le mascherine sono come le pile, non hanno durata eterna. Funzionano per alcune ore.

I guanti, invece, non li capisco proprio. Io li lascerei alle categorie che li hanno sempre usati per lavoro, vi consiglierei piuttosto di lavarvi sempre molto bene le mani, a ogni occasione. Il virus eventualmente presente su un guanto è lo stesso che avreste sulla mano, e non penetra nel corpo umano attraverso la pelle, ma solo quando la mano entra in contatto con bocca, naso e occhi. Quindi è la vostra attenzione, anche in questo caso, l'arma di difesa migliore.

Lavarsi le mani. Cambiare la gestualità. Non toccarsi gli occhi, il naso e la bocca se le mani non sono pulite. Praticare il distanziamento. In generale, prestare attenzione. Sono accorgimenti minimi, ma molto importanti.

Bisogna essere responsabili e diligenti. La voglia di vivere, che inevitabilmente ci pervade dopo il brusco stop che abbiamo sperimentato, deve seguire regole precise: no a contatti ravvicinati selvaggi, sì a una convivialità organizzata, che rispetti, a tavola come in chiesa, le giuste distanze di sicurezza.

Riconoscere il Covid-19

C'è chi si accorge di aver contratto il Covid-19 al primo colpo di tosse mentre sta comprando un gelato in fila, in mezzo a persone che lo guardano storto, chi non ne sente più il gusto, chi entra in bagno una mattina e non avverte la colonia forte della moglie, la stessa da vent'anni. Chi starnutisce diligentemente nel gomito, chi da subito ha il fiato corto, come per un'allergia improvvisa. Quel che fino al minuto prima era sotto controllo può non esserlo appena dopo.

Se si sospetta di essere stati contagiati, bisogna telefonare subito al proprio medico. Lui saprà consigliare a ogni paziente il miglior percorso da seguire. A cominciare dai luoghi dove sottoporsi a tampone, l'unico modo per essere certi dell'infezione. Nella gran parte dei casi sarà sufficiente l'isolamento domestico. Che deve essere rigorosamente rispettato, per evitare di portare il virus a spasso. Non bisogna recarsi al pronto soccorso se non è strettamente necessario, e in ogni caso non bisogna mai andarci di propria iniziativa. In questa convivenza forzata ognuno di noi può fare la differenza.

La saturazione dell'ossigeno nel sangue è uno dei parametri fondamentali da monitorare per capire se è necessario un ricovero ospedaliero oppure no. Per la sua misurazione esistono i saturimetri: sono degli apparecchietti a pile, per uso domestico, che si comprano in farmacia, qualche minuto dopo aver pinzato il dito danno il responso. Nessuna preoccupazione finché i numeri sul piccolo schermo sono superiori a 92-93. Se scendono, meglio affidarsi alle cure ospedaliere.

Il vaccino, le cure

La speranza ovviamente viene dal vaccino. È l'unico strumento che abbiamo per sconfiggere davvero il virus. Ci stanno lavorando laboratori di tutto il mondo, in una corsa contro il tempo. A fine agosto è partita la sperimentazione sui volontari anche in Italia, all'istituto Spallanzani di Roma. Oxford sta andando forte. Se devo azzardare una previsione, il vaccino finirà la sperimentazione entro Natale e arriverà proprio dall'Inghilterra. Poi però occorrerà produrlo su vasta scala per renderlo disponibile a miliardi di persone in tutto il mondo. Quando sarà diffuso alla popolazione, permetterà di evitare nuove infezioni. Almeno fino al prossimo virus, spero il più tardi possibile.

Non bisogna confondere il vaccino (grazie a cui si evita l'infezione da SARS-CoV-2) con le cure (che servono a combattere la malattia Covid-19, causata dal virus SARS-CoV-2). Tra le seconde c'è la terapia a base di Remdesivir, di cui ho già parlato, e tutte quelle che l'esperienza ci porterà in dote nel prossimo futuro.

Fino a quando non avremo il vaccino, dobbiamo convivere con il virus. E per conviverci con efficacia è in primo luogo fondamentale che funzionino la macchina dei tamponi e il tracciamento dei casi sospetti, per circoscrivere subito eventuali focolai. Non serve, invece, un nuovo lockdown; il Paese non potrebbe permetterselo.

Sono importanti anche le analisi sierologiche che, quando avranno raccolto un numero sufficiente di dati, ci sveleranno con un ragionevole margine d'errore quante persone in Italia hanno contratto il SARS-CoV-2. Potrebbe essere addirittura il 10% della popolazione. Intorno ai sei milioni di casi. Ma anche più. Se il dato sarà confermato, sarà interessante ragionarci sopra nell'ottica dell'immunità di gregge.

La riapertura delle scuole

Nel momento in cui questo libro andrà in stampa, milioni di studenti italiani ed europei avranno ripreso ad andare a scuola. Almeno, me lo auguro con tutto il cuore. Vuol dire che avremo preso la decisione giusta. Dopo aver tenuto gli istituti di ogni ordine e grado chiusi per sette mesi, non possiamo più aspettare: gli studenti devono tornare in classe.

Il rischio zero, per loro come per tutti, evidentemente non esiste. Ma non stiamo parlando solo di Covid-19: non esiste con l'influenza, con il meningococco, con il morbillo e con tantissime altre malattie infettive contagiose e pericolose che da sempre si diffondono nelle aule. Bisogna calcolare il rischio, scegliere di correrlo e tenerlo sotto controllo.

Riguardo alle scuole sono molto duro e critico. Avremmo avuto bisogno di regole precise, dettagliate e uniformi per l'intero territorio nazionale. Invece gli istituti sono andati in ordine sparso, le regioni e il governo non sono stati d'accordo su niente e, ai primi di settembre, ancora non c'è certezza sulla data d'inizio dell'anno scolastico. Avremmo dovuto guardare di più a quello che hanno fatto all'estero: Olanda, Svezia, Norvegia, Francia, Germania hanno già riaperto le scuole con poche norme chiare e non è successo nulla.

Molte proposte che sto sentendo in questi giorni hanno poco a che vedere con la scienza e con l'evidenza della letteratura. Non c'è nulla di scientifico nell'alternare una settimana a scuola e una settimana a casa con la didattica a distanza (DAD) o nell'impedire l'uso dei distributori automatici in atrio. Una decisione su base scientifica sarebbe, per esempio, quella di sottoporre gli studenti al vaccino antinfluenzale. E non solo gli studenti: in realtà sarebbe opportuno che tutta la popolazione fosse coinvolta, a partire dagli insegnanti e dai lavoratori dell'istruzione.

La circolazione contemporanea del SARS-CoV-2 e del virus della comune influenza potrebbe essere molto problematica. Essenzialmente per due motivi: il primo è che rischia di mettere in difficoltà i medici con le diagnosi, perché i sintomi sono molto simili; il secondo è che potrebbe aggravare il quadro clinico del Covid-19.

Quella che oggi si sta preoccupando così tanto per il SARS-CoV-2 è la stessa scuola dove per decenni non ci si è preoccupati che i bambini fossero vaccinati per la varicella, il morbillo, la pertosse? Fino al decreto promosso dalla ministra Lorenzin nel 2017 non c'era nessun obbligo di vaccinazioni per frequentare l'anno scolastico, con il risultato che in Italia ogni giorno entrava in classe il 20% o più di bambini non coperti dal vaccino per il morbillo. Morbillo che, per chi non lo sapesse, può essere una malattia devastante. Il 20%: gente che metteva in pericolo tutti con la propria ignoranza.

I nostri ragazzi vanno al supermercato, prendono

gli autobus, vanno al bar. Molti di loro fanno partite di calcetto, frequentano luoghi di aggregazione, sono andati al mare durante l'estate. È giusto così: loro, così come noi, non possono mettere in stand-by la propria vita a causa del SARS-CoV-2. Ma sappiamo tutti che la scuola è ben più importante di una giornata in spiaggia.

Non ci dovrebbe neppure essere stata una discussione su questo: la scuola deve riprendere. Punto e basta. Se vengono usate le mascherine (non durante le lezioni, dove la distanza interpersonale può già essere garantita), dove sta il problema di fare la ricreazione o di entrare nell'edificio tutti insieme?

Potenziare l'esercito sanitario

Essere pronti a combattere il virus significa anche avere un esercito abbastanza numeroso ed equipaggiato da schierare a difesa della popolazione. Si sta parlando di nuove assunzioni, 9600 nuovi infermieri, centinaia di milioni di euro per potenziare il servizio sanitario nazionale. Vedremo che cosa succederà e, soprattutto, se sarà vero.

Di sicuro questa emergenza ha risvegliato la voglia di eccellenza sanitaria. Bisogna ristrutturare le strutture, comprare attrezzatura, assumere personale, svolgere ricerca all'avanguardia. Attivare sistemi di monitoraggio, formare gli operatori sanitari. Per uscire indenni da qualsiasi burrasca serve governare una barca solida e moderna.

Quando parliamo di virus e di malattie infettive, è fondamentale che in un ospedale tutti sappiano che cosa devono fare e come farlo. Devono quindi essere definiti protocolli condivisi e dettagliati. Come abbiamo visto, è fin troppo semplice contaminare interi reparti se non si rispettano le necessarie misure di contenimento. Sembra banale, ma in primo luogo bisogna escludere ogni possibilità di contagio tra un reparto Covid-19 e un reparto no Covid-19. Evitare di portare un paziente che ha sintomi ma non ha contratto il virus tra le persone infette, così come evitare di portare un paziente Covid-positivo in reparti tradizionali.

Occorre poi tutelare i medici, gli infermieri, i tecnici sanitari, gli operatori sociosanitari, gli addetti alle pulizie. Tutto il personale sanitario: è la prima linea di questa guerra e deve essere messa nelle condizioni di svolgere il proprio lavoro in sicurezza. È un concetto che mi sta molto a cuore. All'interno del mio reparto di Malattie Infettive, nessun professionista si è contagiato, nonostante fossimo ogni giorno a contatto con decine e decine di pazienti infetti.

Nessuno: dagli addetti alle pulizie agli infermieri, passando per i dottori e arrivando al direttore. Non è questione di fortuna. Nessuno si è ammalato perché abbiamo fatto le cose nel giusto modo e prendendo le giuste precauzioni. Inoltre, noi che abbiamo sempre lavorato in Malattie Infettive avevamo già dimestichezza con i microbi. Li conoscevamo e sapevamo come difenderci anche prima del Covid-19. La sicurezza non è qualcosa che si può improvvisare.

Le ultime statistiche raccontano bene quanto sia rischiosa la catena del soccorso. Per il lungo periodo di emergenza, ogni città d'Italia, paralizzata dalla paura e dal lockdown, ha ascoltato lo stesso rumore: quello delle sirene delle ambulanze. Chi ci lavorava sopra ha messo un piede dentro la vita del paziente, buttandosi nel fuoco per trarlo in salvo, come fanno i pompieri. Sono gli operatori delle ambulanze che svolgono il primo e fondamentale intervento. Devono essere formati e avere l'equipaggiamento adeguato: il coraggio è importantissimo e spesso dà una marcia in più, ma senza protezioni e accorgimenti tutti questi professionisti generosi cadrebbero velocemente in battaglia.

Al Policlinico San Martino siamo riusciti a dare a tutti i pazienti il trattamento di cui avevano bisogno, senza scelte di ripiego. A tale scopo è stata attivata un'attenta valutazione preventiva dei posti letto, dei ricoveri e dell'intera fase logistica. Ma non tutti gli ospedali italiani hanno avuto questa possibilità. Perché per correre la maratona non basta il cuore, anche tutti gli altri muscoli vanno allenati nel tempo, in modo che siano pronti quando si tratta di mettersi in marcia. La capacità ricettiva di un reparto non si costruisce solo con la buona volontà, e i ripetuti tagli al budget di cui la sanità tutta è stata vittima negli anni di sicuro non aiutano.

Il ricovero per Covid-19 esige eccellenza, e più la situazione del paziente è grave, meno tempo ha il medico che interviene. Deve decidere in un attimo qual è la terapia migliore da seguire. Servono sale dedicate, medicinali, ventilatori, respiratori, caschi. Nel giro di pochi minuti, il paziente può dover essere intubato e magari «pronato», ossia messo a pancia in giù.

Nulla è casuale, in queste circostanze, neppure i movimenti da attuare per girarlo. I professionisti devono avere la formazione e l'esperienza necessarie per agire tempestivamente e nel modo corretto. Per applicare certe procedure, gli anni di studio richiesti sono pari all'età di chi ottiene il diritto di voto per il senato. E il sangue deve rimanere freddo, nonostante scorra sotto tute protettive e litri di sudore.

Ci avete mai pensato che gli anestesisti si prendono cura di un corpo inerme e muto e devono interpretarne le esigenze per tenerlo in vita? Gli anestesisti e i rianimatori sono stati instancabili e insostituibili compagni di viaggio e di sventura, senza i quali non potremmo dire di avercela fatta. Ho ascoltato gli infermieri parlare ai pazienti al cambio flebo, sapendo che non avrebbero ricevuto risposta, con la sola speranza che la loro voce facesse sentire i malati meno soli. Ho visto professionisti di qualsiasi specialità, con i ruoli più disparati, dare un pezzetto della loro vita, del loro cuore, a chi stavano curando, quando non avevano per loro stessi neppure tre ore di sonno a notte.

Nessuna parola renderà giustizia a chi ha lavorato per mesi senza fiatare. Con il solo obiettivo di alleviare le sofferenze di chi era malato. Tutti abbiamo imparato qualcosa, durante l'emergenza. E sapremo mettere a frutto la nostra esperienza. Perché, se è vero che a volte la storia si ripete, questa volta ci troverà preparati. Molto preparati.

E se lo vorrete lo sarete anche voi.

Gli *antibiotici* sono un gruppo di farmaci in grado di impedire lo sviluppo dei batteri e di ucciderli, essenziali quindi per trattare le infezioni batteriche. Devono essere utilizzati esclusivamente su prescrizione dei medici ed è fondamentale che siano assunti solo quando servono, per il tempo necessario e alle dosi prescritte. Il loro uso eccessivo e inappropriato, negli uomini e negli animali, sta contribuendo ad accelerare il fenomeno dell'*antibiotico-resistenza* (il processo naturale per cui i batteri diventano resistenti a quegli stessi antibiotici che un tempo erano in grado di sconfiggerli). Questo fa sì che aumenti la possibilità di infezioni più difficili da trattare. La resistenza dei batteri agli antibiotici e, soprattutto, le multi-resistenze rappresentano un problema di salute pubblica molto rilevante a livello globale: causano un incremento della mortalità, degenze ospedaliere prolungate e costi sanitari elevati.

Uno studio dell'European Centre for Disease Prevention and Control (ECDC), pubblicato su «The Lancet» all'inizio del 2019, riporta che nel 2015, nei Paesi dell'Unione europea e dello Spazio economico europeo, si sono verificati 671.689 casi di infezioni da batteri antibiotico-resistenti, a cui sono attribuibili 33.110 decessi, un terzo dei quali si è verificato in Italia.

L'Italia è tra i Paesi europei con i maggiori consumi di antibiotico e con i tassi più elevati di resistenza e multi-resistenza. Si stima che, senza un intervento coordinato e un'attenzione maggiore al problema, nel 2050 moriranno nel mondo ogni anno dieci milioni di persone per infezioni da germi resistenti agli antibiotici. Più che per ogni altra causa.

Fonte: Agenzia Italiana del Farmaco (AIFA)

10
I microbi: virus, batteri, funghi, protozoi

Un po' di storia

Quante volte nella vostra vita, prima dell'emergenza Covid-19, avevate parlato o sentito parlare di malattie infettive? Poche, ci scommetto. I microrganismi – in gergo microbi –, che siano virus, batteri, funghi o protozoi, sono un nemico invisibile, se ne parla solo nel momento in cui ne compare uno particolarmente aggressivo. Poi tornano nel dimenticatoio, tutt'al più evocati distrattamente quando a dicembre spunta qualche linea di febbre.

Eppure le malattie infettive hanno cambiato la storia dell'umanità. Basti pensare alla peste nera, che ha sconvolto l'Europa tra il 1346 e il 1353 e che ha provocato venti milioni di vittime, quella raccontata nel *Decamerone* di Boccaccio. O per venire più vicino a noi, l'influenza spagnola, che è arrivata a infettare circa cinquecento milioni di persone in tutto il mondo all'indomani della Prima guerra mondiale. Si stima che i decessi totali siano stati cinquanta milioni, su una popolazione totale della Terra di due miliardi.

Bisogna investire in prevenzione e cultura. Studiare ciò che è successo e ciò che sta succedendo per prevedere quel che sarà. Quel qualcosa che oggi scegliamo di ignorare, perché invisibile, prima o poi potrà manifestarsi, che ci piaccia o no. E noi dobbiamo essere pronti. Se sarà amico sapremo come accoglierlo, se sarà nemico sapremo come affrontarlo.

Qualche parola sui microbi

I microbi sono organismi di dimensioni submicroscopiche e di natura non cellulare. Ce ne possono essere di vari tipi, ma sono tutti costituiti da un acido nucleico rivestito da un involucro proteico. Quel che ci interessa maggiormente è il fatto che sono incapaci di una sintesi proteica autonoma, quindi sono obbligati a una vita parassitaria endocellulare. Da qui derivano le infezioni: a esseri umani, animali e piante.

Ma sarebbe un grave errore pensare che i microbi creino solo problemi. L'avreste mai detto che il pianeta ne ha addirittura bisogno per sopravvivere? Senza di loro, la specie umana potrebbe resistere, facendo una stima positiva, un giorno e mezzo. I virus sono essenziali per mantenere la «omeostasi» del nostro mondo, la sua tendenza ad autoregolarsi. Hanno, per esempio, un ruolo fondamentale per preservare l'ecosistema marino: infettano e distruggono i batteri, riciclano il carbonio. Sono i virus a creare l'habitat ideale per migliaia di esseri viventi marini.

Addirittura, gli esseri umani senza i microbi non sarebbero mai esistiti. Di più: probabilmente la Terra non sarebbe mai stata solcata da alcun essere vivente. Si ritiene infatti che i microbi abbiano avuto un ruolo centrale nella «prima evoluzione». Oltre a essere un'enorme riserva di diversità genetica.

Va da sé che virus, batteri e funghi non sono solo dentro di noi. Sono letteralmente ovunque. E la grandissima parte non provoca l'insorgenza di malattie nell'essere umano. Esistono addirittura virus che vengono utilizzati per curare. In Russia, per esempio, è molto seguita la terapia «fagica», che consiste nell'attaccare alcuni batteri nocivi con i loro nemici più potenti: i virus, appunto.

Studiare i microbi non ci consente solo di elaborare le giuste terapie per difenderci dai loro attacchi, ma ci permette anche di conoscere meglio il mondo in cui viviamo. E stiamo imparando anche a piegarli ai nostri scopi, modificandoli geneticamente per contrastare altre patologie, come i tumori.

Il salto di specie

> Ci sono poche cose per cui rallegrarsi. Le vittorie sono sempre temporanee. I microrganismi nostri nemici

> sono incredibilmente abili nello sviluppo di nuove difese e di nuove armi, e nel compiere salti a nuove specie, creando l'emergere di nuove infezioni. Il progresso stesso della nostra civiltà può minacciare la nostra salute. Per esempio, la tecnologia dei trasporti muove ogni giorno milioni di persone in tutto il mondo facilitando la diffusione delle epidemie.
>
> Gro Harlem Brundtland, «Reaching out for World Health», «Science», vol. 280, 5372, 26 giugno 1998.

Rileggere oggi questo passo di un articolo di Gro Harlem Brundtland – che è stata direttrice generale dell'OMS tra la fine degli anni Novanta e l'inizio dei Duemila – mette un brivido. È stato pubblicato dalla rivista «Science» nel 1998 e ha un tono premonitore. Veniva messo nero su bianco con ventidue anni di anticipo rispetto a quello che è accaduto in tutto il mondo nel 2020.

Una delle teorie più accreditate sull'origine del SARS-CoV-2 è proprio quella del salto di specie, io credo che sia letteralmente passato da un pipistrello a noi. Trovando nel nostro organismo un terreno fertile per replicarsi, infettandoci. In qualche modo è colpa dell'uomo se si è innescata questa bomba globale. Andando a interagire con animali selvatici che se ne stavano isolati nelle loro foreste e creando così le condizioni ideali perché il virus venisse in contatto con noi.

Il fatto che ventidue anni fa fosse già stato tracciato l'identikit del virus che ha dato vita all'attuale pandemia fa riflettere. E quell'articolo non è l'unico caso: molti altri ci avevano avvertito. Sapevamo che sarebbe successo, ma non ci siamo fatti trovare preparati. Non deve succedere di nuovo.

Quella che abbiamo affrontato non è certo la prima epidemia della storia. Ho già citato la peste e la spagnola. E che dire del vaiolo? Secondo i dati dell'OMS, nel solo anno 1967 hanno contratto questa malattia quindici milioni di persone, con due milioni di morti. L'abbiamo sconfitto con il vaccino, e i segni di questa lotta sono indelebili sulle braccia di almeno tre generazioni che sono state sottoposte alla vaccinazione.

Il SARS-CoV-2 non ci deve spaventare. Era in un certo senso qualcosa di atteso. Questa epidemia non è la prima e non sarà nemmeno l'ultima. Ne arriveranno altre. Sono corsi e ricorsi storici che io chiamo *never ending*, «senza fine».

La partita contro i microbi

Le infezioni vanno guardate con il caleidoscopio. Non hanno un solo volto e non dobbiamo farci ingannare. C'è un motivo se si parla della nostra epoca come «l'epoca dei microbi». Così come c'è un motivo se gli scienziati sapevano con assoluta certezza che sarebbe arrivata una pandemia simile a quella che abbiamo vissuto. Analizziamo insieme i diversi aspetti.

Il primo è l'abuso di antibiotici. Farmaci antibattericì che, utilizzati nel modo sbagliato, sono diventati negli anni alleati delle infezioni batteriche. In Italia più di diecimila decessi all'anno sono correlati all'antibiotico-resistenza. Questo significa che i pazienti hanno molte più possibilità di incorrere in complicazioni gravi dopo essere stati ricoverati in terapia intensiva o aver subito interventi complessi. L'antibiotico-resistenza rischia di compromettere un quadro clinico grave e dà una grossa mano all'infezione.

Il secondo è la globalizzazione. Il fatto che nel mondo attuale gli spostamenti siano sempre più semplici, economici e veloci, che le persone siano sempre più interconnesse, ha una contropartita. Perché aumenta a dismisura la possibilità di diffusione dei microbi, come è accaduto agli albori dell'epidemia causata dal SARS-CoV-2, che il giorno prima era in Cina e il giorno dopo in Germania.

Il terzo è la sovrappopolazione e l'erosione degli ambienti naturali. Ormai non esistono più luoghi davvero incontaminati, e la continua ricerca di nuovi terreni dove vivere (o da sfruttare economicamente) porta le persone a condividere i medesimi spazi con animali che potrebbero essere infetti, aumentando la probabilità che un virus o altro microbo faccia il salto di specie, arrivando fino a noi.

Non è finita: c'è il cambiamento climatico. Il rischio, per esempio, che in Italia, a causa del fenomeno della tropicalizzazione, possano diffondersi malattie tipiche di fasce climatiche differenti. È già successo con il virus del Nilo occidentale, che può provocare malattie neuroinvasive, fino a degenerare in encefalite. Ha colpito negli anni scorsi alcune zone del Nordest italiano. Oppure il virus chikungunya, trasmesso dalla zanzara tigre e tipico di alcune aree tropicali, che è diventato addirittura endemico in un'area del Polesine.

Per non parlare della febbre gialla in America Latina. È una delle infezioni più diffuse al mondo e un tempo era caratteristica delle aree rurali, ora invece è presente anche in città. A causa del cambiamento climatico, il suo vettore di trasmissione principale – un determinato tipo di zanzara – si sta diffondendo enormemente in tutto il mondo, spesso portando il virus con sé. La febbre gialla è una seria candidata per una futura pandemia.

Esiste anche l'eziologia infettiva di molte malattie croniche. Alcuni infarti, per esempio, se analizzati, hanno origine da infezioni trascurate. Anche molti tumori hanno una causa virale. Pensiamo al papilloma virus, che nella donna è spesso correlato al tumore della cervice uterina: il virus infetta i tessuti e causa la loro degenerazione.

Mi piacerebbe dirvi, ora che il Covid-19 ha rubato la scena alle altre numerosissime realtà infettive, che sia lui il nostro unico problema. E che, una volta sconfitto, saremo tranquilli. Mi piacerebbe davvero. Ma purtroppo non c'è nulla di più distante dalla realtà.

Il futuro

Il futuro è ciò che non conosciamo. Ma questo non significa che sia del tutto inaspettato. Possiamo prevedere ciò che accadrà con un buon margine di approssimazione, purché analizziamo a fondo il nostro presente. È davanti al futuro che abbiamo il dovere di non farci trovare impreparati. Non mi stancherò mai di ripeterlo: studiamo i microbi, conosciamoli sempre di più, impariamo per quanto possibile a prevederli. E organizziamoci.

Attorno al 2025, è stata prevista dagli scienziati una nuova epidemia di influenza aviaria. Magari non arriverà fino a noi, magari sì. Ma perché non cominciare già ora a controllarne il viaggio? All'arrivo, non sarebbe più lei a sorprenderci.

Il Covid-19 ci ha fulminati perché ci ha colpiti alle spalle. Ha fatto irruzione in un mondo dove nessuno parlava mai di malattie infettive. Nonostante il mio reparto, così come tutti gli altri reparti di Infettivologia in Italia e nel mondo, non conosca mai tregua.

In questi mesi abbiamo dimostrato di poter reggere all'urto, ora dobbiamo dimostrare che abbiamo imparato dai nostri errori. Non deve più ripetersi, per esempio, quella mancanza di comunicazione che ha caratterizzato l'insorgere dell'epidemia in Cina. Ci ha fatto perdere troppo tempo e troppe vite. Non devono più scoppiare focolai nelle strutture sanitarie. Non devono più essere mandati medici allo sbaraglio, in assenza di adeguati sistemi di protezione.

Noi professionisti della salute abbiamo compiuto qualcosa di straordinario, alzando giorno dopo giorno l'asticella dei nostri limiti. Ma lo straordinario, come dice il nome, non deve diventare una regola. Solo così potremo dare il giusto riscontro alle nostre rinunce, alle nostre fatiche. E la giusta commemorazione a chi ci ha lasciato, a chi è caduto in battaglia. A tutti coloro che non ce l'hanno fatta.

L'*influenza aviaria* è una malattia infettiva dovuta a un virus influenzale. Colpisce per lo più uccelli selvatici, che fungono da serbatoio e possono eliminare il virus attraverso le feci. Di solito, questi uccelli non si ammalano ma sono molto contagiosi per i volatili da cortile, come polli, anatre, tacchini.
È una malattia altamente contagiosa, che solitamente non si trasmette con efficienza agli esseri umani. Ciò nonostante, questo accade, soprattutto in determinate condizioni di esposizione diretta a volatili morti o ammalati, con superfici e materiali contaminati o feci infette. Esiste anche il rischio di trasmissione attraverso il consumo di carni non cotte bene di volatili infetti.

Fonte: Ministero della Salute

Appendice

L'era della competenza: intervista a Giovanni Toti

Martina Maltagliati: stiamo uscendo da uno dei periodi più difficili dal secondo Dopoguerra. Ma la Liguria ha vissuto molte situazioni tragiche negli ultimi anni. Lei come affronta la parola «emergenza», per inclinazione caratteriale e per ruolo istituzionale, in qualità di presidente della regione?

Giovanni Toti: innanzitutto, cercando di mantenere la lucidità. Preoccuparsi o, peggio, farsi condizionare dalla paura non aiuta mai. Anzi, porta a prendere le decisioni sbagliate. «No al panico» è l'atteggiamento che abbiamo sempre mantenuto in Liguria, davanti ai grandi drammi che hanno ferito la nostra regione negli ultimi anni: dal crollo del ponte Morandi, alle mareggiate che hanno funestato il Tigullio nel 2018, fino all'emergenza Covid-19. Di fronte a eventi di questo tipo, bisogna capire subito quali sono le priorità e, poi, cercare non solo la via d'uscita, ma anche gli eventuali benefici che è possibile perseguire risolvendo la situazione emergenziale. Il ponte Morandi, per esempio, rimane il ponte della memoria e del dolore, ma è diventato in tutta Europa anche il simbolo del «modello Genova». Allo stesso modo, aprire la strada di Portofino dopo le mareggiate è stata anche un'occasione per rilanciare il turismo. E l'emergenza Covid-19 deve essere il movente per ripensare il sistema sanitario, per capire dove abbiamo sbagliato e immaginare una progettualità diversa. Persino il Covid-19 può essere, in un certo modo, un'opportunità.

Come si può descrivere il peso della responsabilità quando si agisce per una collettività intera?

In contesti di emergenza, devi lavorare con spirito collaborativo. Il che non significa accettare decisioni altrui quando le ritieni sbagliate, ma significa saper trovare i punti di incontro, le mediazioni. Ascoltare tutti e poi essere capace di fare una sintesi. Le regioni hanno un grandissimo potere sulla sanità, quindi è chiaro che le decisioni finali spettano al governatore. Per prenderle, però, devi circondarti di persone che abbiano la capacità tecnica e le conoscenze per fornirti tutte le informazioni del caso. E poi devi utilizzarle al meglio, senza ideologizzare la crisi per farne un momento di opportunità politica. È per questo che in Liguria abbiamo sempre cercato di dialogare con tutte le istituzioni, sia con quelle del territorio – come i sindaci – sia con il governo centrale.

Bisogna inoltre evitare di «tecnicizzare» troppo la politica. Se c'è una colpa che abbiamo sempre attribuito al governo centrale negli scorsi mesi, è quella di aver dato un enorme potere al comitato tecnico-scientifico, che è un organismo di per sé molto utile, ma che non può essere un surrogato della politica e prendere le decisioni al posto suo. Per definizione, il comitato tecnico-scientifico è composto solo da scienziati, e quindi si concentrerà su questioni specifiche, come le soluzioni da attuare per ridurre l'incidenza del virus o per far calare i contagi. Però è impossibile che abbia una visione efficace delle conseguenze economiche, dell'impatto sociale, del tema delle scuole e dell'istruzione.

Per gestire un'emergenza, devi avere attorno a te tante persone che rappresentino ciascuna un aspetto della questione, e lo facciano al meglio; ma poi è la politica che deve mettere tutte le loro visioni insieme come si fa con un gigantesco puzzle, che solo una volta ultimato mostra la figura complessiva.

Quale eredità ha lasciato l'emergenza Covid-19 alle amministrazioni?

Spero che ciò che abbiamo vissuto serva a riportare al centro del discorso la serietà. E la competenza.

Quando ti trovi ad affrontare problemi che non sono ordinari, normalmente si temprano le classi dirigenti del Paese. Che non sono solo quelle politiche, ma anche quelle universitarie, mediche, tecniche, scientifiche, amministrative. Dopo le grandi tragedie, le classi dirigenti hanno quasi sempre dato il meglio di sé. Ne escono persone con la capacità di incidere, quelle che gestiscono meglio la tensione e possiedono gli strumenti per fare la differenza. Davanti alle emergenze, non si può fingere.

E nell'ottica della ripartenza, come si trova l'equilibrio tra la dovuta prudenza e la necessità di far ripartire l'economia?

Il Covid-19 sarà tra noi per un periodo medio-lungo. Evidentemente, si tratta di una malattia temibile, ma questo non significa che sia invincibile, né necessariamente mortale. D'altra parte, la crisi economica che ha seguito il lockdown rischia di essere molto dura per intere categorie di persone. Bisogna puntare a un equilibrio tra questi due fattori: tenere i contagi sotto controllo fino all'arrivo del vaccino e stimolare l'economia dopo la lunga apnea. La politica, come dicevo prima, deve trovare il modo per mettere insieme entrambe le istanze.

Bisogna avere abitudini, usi, costumi, pensieri e misure di prudenza tipiche dell'età del Covid-19, senza però lasciarsi andare al terrore della pandemia emotiva che, per certi versi, ci ha investiti negli scorsi mesi. Troppo spesso questo aspetto viene predicato nei talk show, ma poi non viene praticato nella vita di tutti i giorni: nel momento in cui scoppia un focolaio nel paese vicino al tuo, o sei tu in prima persona a dover andare in fabbrica o tuo figlio a scuola, scatta il terrore, che è un impulso irrazionale. È necessario lavorare molto e spiegare. Su questo, il mondo della comunicazione e la comunità scientifica hanno responsabilità importanti: devono raccontare esattamente, senza romanzare, senza spettacolarizzare, senza minimizzare.

Anche perché l'emergenza sanitaria, al di là della malattia in sé, è stata una prova difficile per chiunque e in qualsiasi ambito. Penso per esempio all'impoverimento delle relazioni interpersonali che tutti, in un modo o nell'altro, abbiamo vissuto.

Le generazioni che stanno affrontando questa emergenza non hanno vissuto la Seconda guerra mondiale, l'ultima grande prova che ha fronteggiato il nostro continente. Al di là delle difficoltà personali e dei momenti individualmente critici, il Covid-19 è il primo esame di responsabilità collettiva per almeno due generazioni, che non avevano mai attraversato prima d'ora un periodo di difficoltà comune. Sapersi adattare ai tempi e non mollare è una prova collettiva gigantesca. In cui tutti devono dimostrare di «essere in grado», dai genitori che portano i figli a scuola ai governanti che prendono le decisioni.

La Liguria non è mai arrivata al collasso, anche nei mesi più duri dell'emergenza sanitaria non sono mancati i posti letto. Quanto conta aver puntato sulle persone giuste?

Abbiamo fatto un grande lavoro. La sanità ligure, come la gran parte della sanità italiana, si è dimostrata molto efficace, sia da un punto di vista umano sia da un punto di vista dei mezzi. Abbiamo scelto i professionisti del pool regionale cercando di mettere insieme diverse professionalità, per avere una visione quanto più completa della situazione. C'era sia la necessità di trovare dispositivi di protezione individuale, sia quella di aprire nuovi reparti di terapia intensiva. Avevamo bisogno di persone che ci spiegassero l'emergenza dal punto di vista medico-clinico, di come evolveva la situazione giorno dopo giorno, come ha fatto appunto Matteo Bassetti. Avevamo bisogno di persone che sapessero come si gestisce una terapia intensiva, come Angelo Gratarola. Ci servivano poi esperti di gestione amministrativa, per esempio per le gare d'acquisto dei dispositivi, come Salvatore Giuffrida, restando ai professionisti del Policlinico San Martino.

Abbiamo messo insieme un pool multidisciplinare che potesse darci costantemente una visione a trecentosessanta gradi del fenomeno: il punto di vista clinico, quello organizzativo, la tenuta dei reparti, la pianificazione, la diffusione dei cluster. Onestamente, credo che siamo riusciti a organizzare uno dei team più equilibrati e diversificati di tutta Italia.

Questo libro si intitola Una lezione da non dimenticare. *E a lei, presidente Toti, che cosa ha insegnato il Covid-19?*

Che abbiamo spesso sottovalutato la programmazione. Proprio perché la sanità italiana è un'ottima sanità che dà un buon servizio ai cittadini – al di là delle lamentele che a volte ci sono –, abbiamo dimenticato di organizzare al meglio il sistema e di programmare il futuro. Per esempio, ci sono pochissimi anestesisti e rianimatori sul mercato. Allo stesso modo, abbiamo difficoltà a reperire infermieri. Ci sono poi medici laureati che non possono esercitare, perché le scuole di specialità non hanno sufficienti posti. In passato abbiamo avuto una programmazione sanitaria complessa e deficitaria. E adesso correre ai ripari costerà fatica e tempo. Per costruire un macchinario può servire qualche settimana, ma per formare i professionisti ci vogliono anni.

Ci ha quindi insegnato che è necessario pianificare gli investimenti in modo serio e nel tempo, analizzando con attenzione il futuro. Sia gli investimenti di tipo materiale (ospedali, pronto soccorsi, attrezzature) sia gli investimenti umani, che troppo spesso vengono sottovalutati ma che invece sono fondamentali. Ci ha insegnato, poi, che per allestire una sala di rianimazione occorrono un respiratore, un letto, un monitor, e che questi attrezzi alla fine in qualche modo li trovi, ma servono tre persone altamente specializzate per utilizzarli. Troppo spesso siamo stati carenti sul fattore umano.

Dopo questo lungo periodo costellato di difficoltà, vorrei chiudere con un augurio. Qual è il suo?

L'augurio nel breve termine è che si trovi un vaccino. E che, una volta trovato, non succeda come con quello per l'influenza, che tutti invocano ma che poi viene fatto solo dal trenta per cento della popolazione. A un livello più generale, il mio augurio è che torni un po' di quella serietà che ha reso l'Italia un grande Paese negli anni del Dopoguerra, quando le generazioni che avevano vissuto un pericolo vero si sono rimboccate le maniche e hanno saputo far crescere la nostra nazione.

Forse troppi anni di relativo benessere, almeno per ampie fasce della popolazione, hanno svilito un po' il ruolo della politica. Non sfugge a nessuno che l'inizio della pandemia è stato segnato da un continuo oscillare a pendolo tra aperitivi sui Navigli e zone rosse. Secondo me, questa pandemia ha restituito il senso della serietà che occorre per fare politica, serietà che non sempre è stata coltivata in passato, quando le cose andavano tutto sommato bene, e le urla e la propaganda sembravano essere il fulcro dell'attività e tutto pareva risolversi solamente in chi era più simpatico sui social o aveva lo slogan più accattivante. Il Covid-19 ha riportato la politica alla sua essenza più brutale ma anche alla sua intrinseca necessità: quella di saper decidere, e farlo al meglio, di saper assumersi le proprie responsabilità, anche quando sono difficili o impopolari, non solo quando sono in qualche modo strumentali e utili.

Il mio augurio è che adesso si inauguri l'era della competenza.

Ringraziamenti

Un grazie particolare a tutto lo staff sanitario della clinica Malattie Infettive del Policlinico San Martino, con cui ho condiviso giorni e notti al lavoro durante l'emergenza Covid-19. Senza il loro supporto, le loro competenze e la loro abnegazione questa esperienza, e probabilmente anche questo libro, non sarebbero stati la stessa cosa.

Essere il vostro capitano è stato davvero difficile, ma bellissimo e gratificante.

Finito di stampare nel mese di novembre 2020
per conto di RCS MediaGroup S.p.A.,
da Grafica Veneta S.p.A., via Malcanton 2, Trebaseleghe (Padova)
Printed in Italy